## Copyright/Impressum

3. überarbeitete Auflage: Oktober 2015
Copyright: Orlanda Senn
Layout und Druck: Druckerei Triner AG, Schwyz
Vertrieb: Orlanda Senn, 6440 Brunnen
ISBN: 978-3-908572-74-9

# Inhalt

Einleitung ...... 9

Abszesse...... 10

Akne, Pickel und Bibeli ...... 11

Alte Gesundheitsregeln ...... 12

Anspannung – Entspannung...... 13

Aphthen im Mund...... 14

Strahlende Augen...... 15

Mehr als Hirnnahrung: die Baumnuss ...... 16

Beeren und ihre Heilwirkung...... 17

Schwere Beine...... 18

Bettnässen...... 19

Blähungen ...... 20

Blasen an den Füssen...... 21

Blasenentzündungen...... 22

Zu hoher Blutdruck...... 23

Zu niedriger Blutdruck...... 24

Wertvolle Brennnessel...... 25

Dampfkompressen...... 26

Depression ...... 27

Volkskrankheit Eisenmangel...... 28

Erkältungen vorbeugen...... 29

Erkältungen therapieren...... 30

Erschöpft, aber noch was vor? ...... 31

Vielseitiger Essig ...... 32

Essigsocken...... 33

Farn als Heilpflanze...... 34

Ferien- und Reisebeschwerden ...... 35

Fersensporn ...... 36

Fieber ist nützlich............................................................37

Fieberblasen an den Lippen.......................................... 38

Frühjahrsmüdigkeit........................................................ 39

Morgens wie ein Kaiser....................................................40

Kalte Füsse....................................................................41

Hartnäckiger Fusspilz....................................................42

Grün beruhigt................................................................43

Aus dem Gemüsegarten ................................................ 44

Kinder und Gemüse........................................................ 46

Heilsames Gerstenwasser..............................................47

Kraftspender Hafer........................................................ 48

Hämorrhoiden................................................................49

Geschmeidige Hände......................................................50

Was Heilerde alles kann..................................................51

Heuschnupfen................................................................52

Holzsplitter in der Hand..................................................53

Heilen mit Honig............................................................ 54

Hühneraugen..................................................................55

Husten, Halsweh und Heiserkeit....................................56

Hyperventilieren............................................................57

Ingwer: Gewürz und Arznei............................................58

Insektenstiche................................................................59

Ischias und Hexenschuss................................................ 60

Kabis und Olivenöl gegen Schmerzen............................61

Wie Kaffee wirkt............................................................62

Keimlinge und Sprossen..................................................63

Knoblauch: gesund und gut ............................................ 64

Wenn die Konzentration nachlässt..................................65

Kopfschmerz .............................................................. 66

Kraftsuppe ................................................................. 67

Frische Kräuter ........................................................ 68

Gesundheitsförderer Kurkuma ................................ 70

Magen-Darm-Grippe ................................................ 71

Wenn der Magen brennt ........................................ 72

Menstruationsbeschwerden .................................... 73

Migräne ..................................................................... 74

Neue Energie dank Mittagsschlaf ........................... 75

Muskelkater und Muskelkrämpfe ............................ 76

Myome und Zysten ................................................. 77

Nachtschwitzen ........................................................ 78

Nasennebenhöhlenentzündungen ........................... 79

Ohrenschmerzen ..................................................... 80

Offene Beine ............................................................ 82

Ölziehen ................................................................... 83

Fasnachtszeit ist Orangenzeit ................................. 84

Quetschungen und Verstauchungen ...................... 85

Das Reizdarmsyndrom ............................................ 86

Rheumaschmerzen ................................................... 87

Echt schweizerisch: Salzkirsch ............................... 88

Gesundes Sauerkraut .............................................. 89

Immer wieder Scheidenpilz .................................... 90

Schlafprobleme ......................................................... 91

Wenn das Baby nicht schläft .................................. 92

Tipps gegen Schnarchen ......................................... 93

Natürliche Schönheitspflege ................................... 94

Lästige Schuppen ..................................................... 96

Schwangerschaftsübelkeit.................................................97

Sonnenbrand..............................................................98

Sonnenstich und Hitzschlag....................................99

Teebaumöl in der Hausapotheke.........................100

Ein Tennisball gegen Verspannungen...................101

Tinnitus (Ohrensausen)..........................................102

Frisch dank Trockenbürsten...................................103

Urseli und Gritli......................................................104

Verbrennungen und Verbrühungen......................105

Völlegefühl.............................................................106

Was gegen Warzen hilft.........................................107

Wechselduschen.....................................................108

Wenn Kinder Zähne bekommen...........................109

Wärmender Zimt....................................................110

Akupressurpunkte..................................................111

Quellenverzeichnis.................................................112

# Einleitung

Salzkirsch, Chabiswickel und Essigsocken – unsere Grossmütter wussten noch viel über diese gesunden Helfer aus der Küche. Weil ich gute Erfahrungen mit Hausmitteln mache und meine Patienten daran interessiert sind, entstand dieses Buch.

**Hausmittel sind keine Wunderpillen**
Seien Sie geduldig. Wer seit Monaten einen Fersensporn oder Tennisarm hat, muss schon einige Wochen mit Hausmitteln therapieren.
Kombinieren Sie die Hausmittel. Für eine schnellere Heilung wenden Sie beispielsweise bei einem Abszess das Sinuszeichen an, machen tagsüber Dampfkompressen und über Nacht ein Honigpflaster.

**Haben Hausmittel unerwünschte Nebenwirkungen?**
Die meisten Hausmittel sind Lebensmittel und Sie können sie deshalb bedenkenlos auch über längere Zeit anwenden. Wo besondere Vorsicht angebracht ist, habe ich es notiert.
Wärmeanwendungen wie feuchtheisse Wickel oder hautreizende Auflagen aus Meerrettich oder Senfmehl sind bei Babys nicht erlaubt, bei Kleinkindern nur mit milder Wärme und unter ständiger Beaufsichtigung.

Sich selbst helfen können tut der Seele und dem Körper gut. Ich wünsche Ihnen viel Freude und Erfolg beim gesund bleiben.

Orlanda Senn, Herbst 2015

# Abszesse

Ein Abszess ist eine eitrige Entzündung, die sich gegen das gesunde Gewebe klar abgrenzt. Er tritt häufig an Fingern, im Nacken, am Gesäss, bei Schweissdrüsen oder an den Zähnen auf. Im Frühstadium können Hausmittel den Reifeprozess wesentlich beschleunigen, sodass die Eiterpustel nach wenigen Tagen aufbricht. Dafür eignen sich **Dampfkompressen** (S. 26) mit einer der folgenden Auflagen: klein geraffelte Karotten, zerquetschte Blätter eines grünen, krausblättrigen Kohls, Zwiebelscheiben, Knoblauchsaft, ein Brei aus heissen Leinsamen oder Heilerde für die äussere Anwendung. Die Kompressen sollen alle ein bis zwei Stunden erneuert werden.

**Ätherische Öle** können bis zum Entzündungsherd gelangen. Geben Sie wenige Tropfen ätherisches Öl von Teebaum, Lavendel oder Kamille auf ein Wattestäbchen, und betupfen Sie die Stelle mehrmals täglich. Auch eine Bestrahlung mit **Infrarotlicht** beschleunigt den Reifeprozess.

Zeichnen Sie ein **Sinuszeichen** (S. 107 «Warzen») um den Abszess. Das Sinuszeichen ist ein Umkehrzeichen, macht disharmonisches wieder harmonisch.

Wer qualitativ guten **Honig** daheim hat, versuche es mit einem Honigpflaster über Nacht, eventuell über mehrere Nächte hintereinander. Denken Sie daran, «Honig zieht alles raus».

Schneiden Sie keine Abszesse auf, dadurch könnte sich die Infektion ausbreiten. Gehen Sie zum Arzt wenn Sie öfter Abszesse haben, sich der Abszess nicht von selbst entleert oder wenn er im Gesicht ist.

# Akne, Pickel und Bibeli

Hormonell bedingt tritt Akne vermehrt in der Pubertät, während der Schwangerschaft oder wegen der Antibabypille auf. Ebenfalls kann das Essen einen Einfluss haben, wobei jeder auf andere Nahrungsmittel reagiert. Drücken Sie nicht an den Pickeln herum, dadurch können Bakterien in das Gewebe gelangen. Versuchen Sie stattdessen folgende Hausmittel:

**Heilerdenmaske:** Rühren Sie drei Esslöffel **Heilerde** zur äusseren Anwendung in warmem Wasser an, streichen Sie den Brei auf die betroffenen Körperstellen, und waschen Sie ihn wieder ab, nachdem er angetrocknet ist.

Betupfen Sie die Pickel immer wieder mit etwas **Apfelessig,** frischem **Zitronensaft,** einem Tropfen **Teebaum- oder Lavendelöl.**

Zur inneren Anwendung empfehle ich eine **Kohl-Apfelessig-Kur:** Trinken Sie vor jeder Mahlzeit ein Glas warmes Wasser mit je zwei Teelöffeln Apfelessig und Kohlsaft, wobei der Kohlsaft entzündungshemmend wirkt und der Apfelessig auch eine ganze Menge kann: Er reguliert die Talgdrüsen, ist blut- und hautreinigend, stimuliert den Stoffwechsel und unterstützt damit den Entgiftungsprozess.

Auflagen mit gequetschten **Kohlblättern** sind entzündungshemmend. Dazu schneiden Sie den harten Strunk aus dem Blatt, rollen dieses mit einer Flasche weich, legen das Kohlblatt zum Anwärmen auf die Heizung oder eine Bettflasche und anschliessend auf die Pickel.

Wer gerne ein **Gesichtsdampfbad** macht, gibt Thymian in das heisse Wasser und dämpft während zehn Minuten.

Sie können Ihr Gesicht jeden Abend mit **Honigwasser** waschen, auch Honig wirkt entzündungshemmend. Lösen Sie wenig Honig in Wasser auf, massieren Sie damit Ihre Gesichtshaut, und lassen Sie den Honig etwas einziehen. Waschen Sie Ihr Gesicht mit normal temperiertem Wasser ab.

# Alte Gesundheitsregeln

1. Sich jederzeit schützen vor Feuchtigkeit, kalten Füssen, Luftzug und raschem Temperaturwechsel.
2. Regelmässige Essenszeiten
3. Nach dem Essen eine halbe Stunde Ruhe, dann leichte körperliche Bewegung, keine Geistesarbeit.
4. Geistige Arbeit nur mit nüchternem Magen oder leichter Kost.
5. Verlassen der Tafel noch mit einigem Appetit.
6. Rechtzeitige Bettruhe, vo⁻ Mitternacht. Der Schlaf am Tag wiegt den der Nacht nicht auf.
7. Ein Vergnügen auf Kosten der Gesundheit heisst, das Recht zu verlieren, sich zu beklagen, wenn man krank ist.
8. Richtig gekaut ist halb verdaut.
9. Eine alte Weisheit: Solange Stuhl und Urin nicht gut abgehen, wirkt keine Medizin, nützt keine Salbe, kein Pulver und heilt keine Wunde. Beides sind Anzeichen, dass der Stoffwechsel nicht richtig funktioniert, der wichtigste aller Wechsel.
10. Trinke nie in den Zorn Alkohol, meide eisgekühlte Getränke, insbesondere eisgekühlte Milch. Beides ist sehr gesundheitsschädigend.
11. Es kommt nicht darauf an wie rasch ein Mittel wirkt, sondern wie es heilt.

Auszug aus dem Buch «Natürliche Heilmittel», AT Verlag, Aarau und München. Der Titel ist leider vergriffen.

# Anspannung – Entspannung

«Arbeite intensiv, aber nie angespannt» lautet ein weiser Spruch, der im Alltag oft nicht aufgeht. Durch unseren geschäftigen Lebensstil sind viele unter dauernder Anspannung. Dadurch können mit der Zeit Verspannungen mit Rücken- oder Kopfschmerz, Bluthochdruck, Verdauungsstörungen, Schlafprobleme und andere psychische Krankheiten entstehen.

Nach einer körperlichen Anstrengung gönnen wir uns automatisch körperliche Ruhe. Dasselbe gilt eigentlich auch für unseren Geist. Jede Anspannung verlangt zum Ausgleich Entspannung. Man unterscheidet zwischen aktiver und passiver Entspannung. Dinge wie Wellness, Körperpflege, Massagen, Fernsehen oder Musikhören zählt man zur **passiven Entspannung,** während **aktive Entspannung** Aktivitäten enthält, die bewusst der Entspannung dienen. Dazu gehören sämtliche Entspannungsübungen wie Yoga, Meditation, Atemtherapie oder Qigong, Vorstellungsübungen wie Fantasiereisen, ein Spaziergang im Freien oder ein kreatives Hobby.

Eine Entspannungsmethode hat unsere Gesellschaft mehrheitlich aus dem Alltag entfernt: Das Beten und der Kirchengang. Wir müssen nicht religiös sein, aber die Spiritualität suchen viele trotzdem, heute vermehrt in Exotischem wie Yoga, Klangschalentherapie oder Zen-Meditation.

Bei richtiger Entspannung wird die **Atmung ruhiger,** das **Herz schlägt langsamer,** und der **Blutdruck wird gesenkt.**

Der Schlaf gilt übrigens als körperliche und geistige Erholung, jedoch nicht als Entspannung. Um einen qualitativ guten Schlaf zu haben, muss der Geist *vor* dem Schlaf ruhig werden. Mehr dazu unter «Schlafprobleme» (S. 91).

Unsere Gesellschaft ist im Wandel, das Freizeitangebot hat sich in den letzten drei Jahrzehnten vervierfacht. So erstaunt es nicht, dass heute viele Menschen nach Feierabend und am Wochenende mehr vom Stresshormon Cortisol ausschütten als während der Arbeit.

# Aphthen im Mund

Bei Aphthen verteilen Sie nach dem Zähneputzen etwas **Heilerde** (für die innere Anwendung) im Mund und spülen sie nicht wieder aus. Auch Gurgeln und Trinken sind gut, da die Heilerde entzündungshemmend auf Mund- und Magenschleimhaut wirkt. Wer Zeit hat, macht das tägliche **Ölziehen** (S. 83). Oder betupfen Sie die Stellen mit **Myrrhentinktur, Kamillentee oder -extrakt, Salbeitee oder Melissenextrakt.** Wirksam ist auch das **Honig-Zitronen-Wasser:** Geben Sie einen Teelöffel Honig und den Saft einer Zitrone in wenig warmes Wasser, mischen Sie alles, und betupfen Sie die Stellen wiederholt.

Gurgeln Sie mehrmals täglich etwas Wasser, dem Sie einige Tropfen **ätherisches Basilikum-, Thymian- oder Teebaumöl** beigeben.

Kauen Sie ein kleines Stück geschälten **Ingwers** etwa drei Minuten. Das brennt anfänglich an den offenen Wunden, nimmt nachher aber den Schmerz. Spülen Sie den Mund anschliessend nicht aus.

Oder kauen Sie eine **Gewürznelke,** und spucken Sie sie anschliessend wieder aus.

Aus der **chinesischen Medizin** kennt man auch folgendes Heilmittel: Lösen Sie in einem Glas mit warmem Wasser je einen Teelöffel Salz und Zucker auf, und gurgeln Sie damit.

Die Ursache der schmerzhaften Entzündungen im Mund ist oft unklar. Auslöser können bestimmte Nahrungsmittel (z. B. Zitrusfrüchte, ungeschältes Obst wie Äpfel, Nüsse, Kaffee, säurehaltige Nahrungsmittel), Nahrungsdefizite, ein geschwächtes Immunsystem oder Stress sein. Auch können gewisse Inhaltsstoffe in Nahrungsmitteln, Medikamenten oder Zahnpasten die Aphthenbildung begünstigen, oft erwähnt wird in diesem Zusammenhang Natriumlaurylsulfat (auch SLS oder SDS genannt), das in vielen Zahnpasten enthalten ist. Im Bioladen finden Sie Zahnpasten ohne SLS.

# Strahlende Augen

Viel Bildschirmarbeit, Kontaktlinsen oder klimatisierte Räume können das Auge und die Augenlider reizen, bis sie jucken und sich müde oder trocken anfühlen. Wenn Sie schmerzende, gerötete Augen haben, schonen Sie sie, und meiden Sie helles Licht. Ein **Augenbad** kann das Auge reinigen und befeuchten. In der Apotheke gibt es Augenwannen, die man mit einem abgekochten Sud aus Zinnkraut, Salbei, Fenchel oder Augentrost füllen kann. Der Sud muss auf Körpertemperatur abgekühlt werden, kommt in die Augenwanne und so für wenige Minuten auf das Auge, das mehrmals geöffnet und geschlossen wird. Machen Sie dies mehrmals täglich. Sie können auch eine sterile Gaze in den Sud tunken und das Auge Richtung Nase ausstreichen oder einfach den befeuchteten Teebeutel auf das Auge legen. Diese Augenreinigung kann auch beim Gerstenkorn (dem «Urseli») angewendet werden.

In China verwendet man für leichte Augenreizungen den kühlenden **Chrysanthementee,** äusserlich auf dem Auge und auch eingenommen. Es ist der sogenannte «Strahlende-Augen-Tee». Er ist ein Chinaläden oder Teefachgeschäften erhältlich. Um das Auge und seine Durchblutung zu stärken verwenden die Chinesen auch die **Goji Beere.** Man kann sie einfach so essen, manchmal ist sie auch in Augentees enthalten.

Eine meiner Patientinnen hat Erfolg mit **Kokosöl.** Jede Nacht gibt sie wenig davon auf die Augenlider oben und unten, das macht ihre Augen etwas feuchter.

# Mehr als Hirnnahrung: die Baumnuss

Freuen Sie sich im Herbst über die wertvolle Ernte, denn die Baumnuss ist ein reichhaltiges Lebensmittel. In der chinesischen Medizin ist die Baumnuss als Zubringer von **Qi** (Energie) und **Blut** bekannt. Zudem kann sie den Darm befeuchten, das heisst, sie hilft bei trockenem Stuhl oder trockener Verstopfung. Ihr reicher Gehalt an mehrfach ungesättigten Fettsäuren, den sogenannten guten Fetten, macht die Baumnuss wirksam im Kampf gegen zu hohe **Cholesterinwerte** und gegen **Arteriosklerosebildung.** Die Omega-3-Fettsäuren in der Baumnuss regulieren den zu hohen **Blutdruck.** Wer regelmässig Baumnüsse isst, kann **rheumatische Arthritis** lindern, und die steifen Glieder werden beweglicher. Baumnüsse enthalten ausserdem Melatonin, das unseren Schlaf-wach-Rhythmus steuert. Regelmässig jeden Abend eine Handvoll Baumnüsse einnehmen hilft gegen **Schlaflosigkeit.**

Die Baumnuss setzt rasch **Schimmel** an, das sind die ganz feinen Spinnfäden, die Sie oft in der Baumnuss finden. Werfen Sie diese Nüsse weg, Schimmelpilz ist krebserregend. Entfernen Sie nach der Ernte die grüne Hülle, danach locker ausgebreitet während zweier bis sechs Wochen trocknen lassen. Der Raum soll gut belüftet, warm und trocken sein. Stimmt dieser Vorgang, sollte sich kein Schimmelpilz bilden. Anschliessend lagern Sie die Baumnüsse kühl und trocken, so sind sie etwa ein Jahr lang haltbar.

# Beeren und ihre Heilwirkung

Frische Erdbeeren, Himbeeren oder Heidelbeeren sind voller Vitamine und Genuss. In grösseren Mengen eingenommen, haben sie auch einen therapeutischen Effekt. Hier sind einige Beispiele:

Frisch gepresster Saft aus **Himbeeren** hat eine fiebersenkende Wirkung. Dank ihrem hohen Gehalt an Salizylsäure wirkt die Himbeere gleichzeitig schmerzlindernd.

Wer unter Heiserkeit leidet oder seine Stimme überbeansprucht hat, macht sich einen Saft aus frischen **Brombeeren.** Der Saft wird leicht gewärmt und schluckweise getrunken.

Von der **Erdbeere** sagt man, dass sie Darm und Blut reinige. Der grosse Botaniker Linné heilte mit Erdbeerkuren seine Gicht. Die Erdbeere macht sogar Zähne weisser. Geben Sie gequetschte Erdbeeren auf die Zahnbürste, und putzen Sie damit die Zähne.

Der Saft der **roten Johannisbeere** ist erfrischend und kann Fieber senken. Ausserdem wirkt er appetitanregend und beruhigend auf die Nerven.

Die **Heidelbeere** mit dem dunklen Fruchtfleisch ist eine der wertvollsten Wildbeeren; ihr dunkler Saft ist ein gutes Tonikum bei Blutarmut. Die frische Heidelbeere wirkt abführend, getrocknete Heidelbeeren können Durchfall lindern. Auf eine Tropenreise nehme ich deshalb gerne ein Säcklein getrockneter Heidelbeeren in der Notfallapotheke mit. Heidelbeersaft ist auch gut bei erhöhtem Durst.

**Goji Beeren** werden seit einigen Jahren als Anti-Aging-Beeren gehandelt. Dieser Ausdruck ist wohl etwas übertrieben, aber nicht ganz falsch. Goji Beeren sind blutbildend und werden in der chinesischen Medizin oft als Bluttonikum eingesetzt. Sie stärken auch die Durchblutung der Augen und helfen bei trockenen Augen.

# Schwere Beine

Heisses Sommerwetter, die Fussbodenheizung und langes Stehen oder Sitzen können die Beine unangenehm schwer und müde machen. Dann sind die Venen nicht mehr stark genug, das ganze Blut zum Herzen hoch zu transportieren.

**Bewegung** ist die beste Vorbeugung, die Venen gesund zu erhalten. Ideal sind Ausdauersportarten wie zügiges Spazieren, Walken, Velofahren oder Schwimmen. Grundsätzlich gilt: Gehen oder Liegen sind besser als Stehen oder Sitzen.

**Wechselduschen** morgens und auch tagsüber regen die Zirkulation an. Beginnen Sie mit den kalten Güssen am herzentferntesten Ort, also am rechten Fuss, dann mit dem Wasserstrahl hoch, dann das linke Bein. Mit warmen Güssen abwechseln und beliebig wiederholen.

Venenstärkende **Salben oder Tabletten** mit Rosskastanie, rotem Weinlaub oder Schachtelhalm finden Sie in der Apotheke / Drogerie.

Für Personen mit stehenden Berufen sind zusätzlich **Stützstrümpfe** empfehlenswert. Es gibt sie in verschiedenen Stärken, und sie können wie normale Nylonstrümpfe aussehen.

Legen Sie einen mit **Farn** – frisch oder getrocknet – gefüllten Kissenanzug nachts unter Ihre Füsse oder einen frischen Farn jeden Morgen in Ihre Schuhe.

Was manchen Betroffenen sehr gut hilft, sind MBT-Schuhe.

# Bettnässen

Als Bettnässen bezeichnet man das nächtliche unwillkürliche Wasserlassen beim über dreijährigen Kind. Es geschieht mehrmals pro Nacht oder mehrmals pro Woche. Das Bettnässen ist für das Kind selbst ein grosser Stressfaktor, es schämt sich, zieht sich zurück und zeigt eventuell Schlafstörungen. Nachdem ein Blaseninfekt ausgeschlossen worden ist, achten die Eltern auf Folgendes: Das Kind trägt immer ein **Unterhemd,** auch nachts, damit die Nierengegend geschützt ist. Legen Sie ein **Lammfell** ins Bett, es absorbiert Nässe und Geruch. Die **Trinkmenge** darf nicht reduziert werden, höchstens im Tagesverlauf ein bisschen nach vorne geschoben. Abends soll das Kind nur Warmes trinken; verzichten Sie auf Orangensaft, der treibt. Bei Bettnässern kann eine Tasse **Schafgarbentee** abends helfen. Von den Heilsteinen hilft der **Jadestein,** den Sie in ein Stofftier einnähen und ins Bett legen können.

Babys und Kleinkinder reagieren besonders sensibel auf **negative Strahleneinwirkungen.** Ziehen Sie eine Fachperson bei, oder stellen Sie selbst mal das Kinderbettchen um. Reduzieren Sie auch Elektrosmog, das heisst keine elektrischen Geräte im Schlafzimmer und nachts WLAN ausschalten.

Geben Sie dem Kind für die Nacht ein **Windelhöschen,** das es selbst an- und ausziehen kann. Manche Kinder fürchten sich vor der Dunkelheit, wenn sie nachts auf die Toilette sollten. Ein **leicht beleuchteter Gang** kann die Angst lindern.

Aus Sicht der chinesischen Medizin ist das Bettnässen durch einen Nieren-Qi-Mangel verursacht. Folgendes **Nabelpflaster** wärmt die Nierenenergie: Geben Sie je drei Gramm Zimt und Gewürznelke, frisch gemörsert, in etwas weich gekochten Reis, streichen Sie die Paste jeden Abend in den Nabel des Kindes, und kleben Sie ein Pflaster darüber.

**Bestrafen bzw. belohnen** Sie Ihr Kind nicht aufgrund des Bettnässens oder Trockenbleibens. Es kann so wenig dafür wie ein Kind, das Kopf- oder Bauchweh hat.

# Blähungen

Blähungen entstehen, wenn Nahrungsmittel im Darm gären. Wenn Sie sich gut beobachten, lernen Sie, auf **welche Nahrungsmittel** Sie reagieren. Hülsenfrüchte, Rohkost, Zucker, Milchprodukte, glutenhaltige oder aufgewärmte Lebensmittel sind Beispiele. Bei Hülsenfrüchten rate ich, sie doppelt so lange zu kochen w e angeschrieben. Rohkost am Abend kann für manche schwer verdaubar sein. Eine Unverträglichkeit kann man erwerben, sie muss nicht von Geburt an bestehen.

**Wärme von innen und aussen** wirkt bei Blähungen lindernd. Legen Sie einen Leibwickel mit heissem Essigwasser (ein Teil Essig, zwei Teile Wasser) auf, erneuern Sie ihn nach zwanzig Minuten. Wenn möglich, nehmen Sie ein heisses Bad und massieren anschliessend leicht den Bauch mit Olivenöl ein. Dies tut auch Säuglingen gut.

Manchen hilft, viel **heisses Wasser** zu trinken. Wirksam ist ebenfalls eine Teemischung aus **Fenchel- und Kümmelsamen.** Sie wird so heiss wie möglich getrunken, am besten schon vor dem Essen. Versuchen Sie auch einen **Kamillentee mit Lakritze** (Süssholz). Kamille wirkt krampflösend, Süssholz unterstützt die Verdauung. Die chinesische Medizin verwendet bei Blähungen **getrocknete Mandarinenschalen.** Kochen Sie einige Streifen davon im Essen mit, oder machen Sie einen Tee, indem Sie die getrockneten Schalen zirka 15 Minuten köcheln. Auch ein Zimtdekokt (S. 110) ist bei Blähungen sehr wohltuend.

Um Blähungen zu vermeiden, essen Sie langsam, und kauen Sie richtig. **Bewegen** Sie sich viel. Geben Sie viele frische **Küchenkräuter** wie Dill, Kümmel, Maggikraut, Basilikum, Minze, Thymian oder Schnittlauch in die Speisen, ihre ätherischen Öle wirken verdauungsfördernd.

# Blasen an den Füssen

Wer häufig Blasen an den Füssen bekommt, kann mit ein paar Tricks vorbeugen: Laufen Sie **neue Schuhe** immer zuerst ein, bevor Sie weite Strecken oder Wanderungen mit ihnen gehen. Vor Wanderungen empfiehlt es sich, die Füsse kalt zu baden und sie anschliessend mit einer **Fusssalbe,** Vaseline oder einem Öl einzureiben. Noch besser ist es, die Füsse bereits am Vorabend einzufetten.

Ziehen Sie nicht frische, sondern **getragene Socken** an. Oder ziehen Sie zuerst **Nylonstrümpfe** an, erst dann die dickeren Socken. Der Nylonstrumpf reduziert die Reibung, wodurch die Blase entsteht. Trockene Füsse neigen weniger schnell zu Blasen, packen Sie also ein Paar **Socken zum Wechseln** in den Rucksack. Kennen Sie die Stellen, an denen bei Ihnen öfter Blasen entstehen, kleben Sie schon vor der Wanderung ein **Blasenpflaster** darauf.

Sind Sie unterwegs und entdecken eine Blase? Ein zerdrücktes **Breitwegerichblatt** ergibt ein kühlendes und schmerzlinderndes Pflaster für noch geschlossene Blasen.

Eine Blase öffnen Sie besser nicht, die unverletzte obere Hautschicht wirkt wie ein steriler Verband. Wenn ein Öffnen nötig ist, arbeiten Sie so sauber wie möglich, das heisst Wunde, Nadel und Hände **sterilisieren.**

# Blasenentzündungen

Gegen wiederkehrende Blasenentzündungen wussten unsere Grossmütter auch den einen oder anderen Tipp. Sorgen Sie stets für **warme Füsse** und eine **geschützte, warme Nierengegend. Trinken Sie viel,** besonders zwischen 15 und 17 Uhr, das ist die Aktivphase von Blase und Niere. Nach dem Geschlechtsverkehr gehen Frauen Wasser lösen, um Verunreinigungen auszuspülen.

Gute **Kräuter** bei Harnwegsinfekt sind der Bärentraubenblättertee (er wird nicht aufgekocht, sondern über Nacht in kaltem Wasser angesetzt und zum Trinken etwas erwärmt), die Goldrute, Tee aus Petersilie oder Liebstöckel (Maggikraut).

Sie können drei Tropfen Teebaumöl in etwas Speiseöl geben und damit Ihren Blasenbereich massieren. Nach der Massage legen Sie noch eine Wärmflasche auf den Blasenbereich. Bei immer wiederkehrender Blasenentzündung soll diese **Teebaumölmassage** über drei Monate hinweg täglich gemacht werden.

Machen Sie auch heisse **Sitzbäder.** Geben Sie so viel Wasser in die Wanne, dass Ihr Unterleib im Wasser ist. Die Temperatur soll angenehm warm sein. Während der nächsten 20 Minuten lassen Sie heisses Wasser zulaufen, bis die Temperatur 45 Grad hat bzw. so heiss sie es noch ertragen. Anschliessend gehen Sie gleich ins Bett.

Bei einer akuten Blasenentzündung malen Sie direkt auf die Blasenregion das **Sinuszeichen** (S.107 «Warzen»). Das Sinuszeichen ist ein Umkehrzeichen, macht disharmonisches wieder harmonisch.

Manchmal ist eine **geschwächte Darmflora** die Ursache wiederkehrender Blasenentzündungen. Dies zum Beispiel nach Antibiotikaeinnahme. Sogenannte Probiotika (Apotheke/Drogerie) helfen, die Darmflora wieder zu regulieren.

# Zu hoher Blutdruck

Ein zu hoher Blutdruck ist mit Hausmitteln nicht einfach zu behandeln. Wer blutdrucksenkende Medikamente einnimmt, darf diese nicht ohne Rücksprache mit dem Arzt reduzieren oder weglassen.

Den hohen Blutdruck kann der Patient am ehesten mit seiner **Lebensweise** reduzieren: weniger Salz, weniger Alkohol, weniger tierische Fette, weniger Übergewicht, weniger Stress, möglichst keinen Kaffee und definitiv kein Nikotin. Raucher mit Bluthochdruck haben ein vierfach höheres Infarktrisiko.

Dafür mehr **aktive Erholung und Bewegung,** genügend **Trinken** sowie **autogenes Training** oder andere Meditationstechniken, Letzteres besonders für Leute, die gestresst sind und sich häufig ärgern.

Aus der **Pflanzenwelt** helfen die Mistel, Hirtentäschel, Weissdorn, gekochter Knoblauch oder Olivenblättertee.

**Vorsicht im Winter:** Was man in Amerika und China längst kennt, wird hier noch zu wenig thematisiert: Kalte Temperaturen können Herzbeschwerden auslösen, weil die Kälte die Blutgefässe verengen kann. Deshalb gilt für ältere Menschen und Herzpatienten: Ziehen Sie sich bei Kälte warm an, vermeiden Sie zu grosse Belastungen in der Kälte (z. B. Schneeschaufeln, anstrengende Wanderungen etc.), und kontaktieren Sie Ihren Arzt, falls sich Ihr sonst gut eingestellter Blutdruck erhöht.

# Zu niedriger Blutdruck

Der zu niedrige Blutdruck muss selten medizinisch behandelt werden, ist für die Betroffenen aber aufgrund seiner Symptome wie Schwindel, Kopfschmerz, Müdigkeit oder Schlafstörungen unangenehm. Was hilft? Alles, was die Durchblutung fördert:

**Bewegung** ist das A und O und bringt den müden Blutdruck in Schwung. Gut geeignet sind Ausdauersportarten wie Wandern, Schwimmen oder Velofahren. Es spielt keine Rolle, welchen Sport Sie wählen, wichtig ist, dass Sie regelmässig und konsequent dranbleiben. Genauso wirkungsvoll können Yoga oder Qigong-Übungen sein.

Achten Sie auch auf eine genügende Flüssigkeitszufuhr. **Trinken** Sie noch vor dem Aufstehen eine grosse Tasse Tee (Rosmarin- oder Ingwertee fördern die Durchblutung) oder ein Glas Wasser. Nachts verliert der Körper durch Schwitzen und Atmen etwa einen halben Liter Wasser.

Machen Sie morgens und abends eine **Trockenbürstenmassage.**

Probieren Sie morgens ein **pikantes Frühstück** oder eine heisse Bouillon.

**Rosmarin** wirkt herzanregend. Trinken Sie Rosmarintees, und machen Sie Voll- oder Fussbäder mit einem Rosmarinzusatz.

Ausserdem hat die **Mistel** eine blutdruckregulierende Funktion, sie kann hohen Blutdruck senken und tiefen Blutdruck heben.

# Wertvolle Brennnessel

Die Brennnessel ist eine Grünpflanze, deren Name und Wirkung bereits Kinder kennen. Häufig kennt man aber nur die schmerzhafte Seite der Brennnessel. Doch sie kann viel mehr, und man schätzt ihre vielfältigen Heilkräfte seit Jahrhunderten. Sie wurde – und wird auch heute noch – bei **rheumatischen Leiden, Gicht, Ischias oder Arthrose** eingesetzt, indem man die schmerzenden Körperstellen mit Brennnesselwedeln schlägt. Dieses Vorgehen fördert die Durchblutung der Haut und der daruntergelegenen Organbereiche.

Je frischer die Brennnessel verwendet wird, desto grösser ist der Heilerfolg. Brennnesseln wachsen überall, Sie können sie (mit Gummihandschuhen) pflücken und auch **in der Küche** verwenden. Überbrühen Sie sie mit heissem Wasser, und sie brennt nicht mehr. Mischen Sie frische Brennnesseln mit frischem Spinat, geben Sie Brennnesselblätter in Suppe und Salat, oder machen Sie Tee daraus. Die frische Brennnessel wirkt **blutbildend** und **blutreinigend.** Sie wird unter anderem bei Blutarmut, Bleichsucht, Ekzemen und zur Entschlackung eingesetzt. Sie wird daher häufig bei **Eisenmangel** eingenommen (s. S. 28).

Die Brennnessel wirkt ausserdem **heilend auf das Bodenleben.** Wo sie wächst, hinterlässt sie einen mineralstoffreichen, humosen Boden. Unter Obstbäumen gepflanzt, erhöht sie deren Ertrag.

# Dampfkompressen

Gegen viele Beschwerden erwähne ich in diesem Buch die Dampfkompressen. Eine Dampfkompresse ist eine feucht-heisse Kompresse, die einfach zu machen und wunderbar wohltuend ist. Sie ist meist auch in einem Hotelzimmer machbar, Tücher und ein Wasserkocher sind häufig vorhanden.

Sie benötigen vier oder mehr Frottiertücher, ein Handtuch und kochendes Wasser. Falten Sie das Handtuch zusammen, geben kochendes Wasser darauf (eventuell Gummihandschuhe tragen) und wickeln es rasch in zwei Frottiertücher. Dieses Päckcher geben Sie auf die schmerzende Stelle. Zur weiteren Isolation geben Sie nochmals zwei Frottiertücher darüber. Je besser isoliert, desto länger hält die Wärme.

Diese Dampfkompresse ist nicht nur wärmend, sondern öffnet auch die Poren, Kälte kann aus dem Körper entweichen, Wärme besser eindringen. Spüren Sie eine **Erkältung** kommen, legen Sie die Dampfkompresse in den Nacken. Sie hilft bei sämtlichen **Muskelschmerzen, Verspannungen** oder auch vorbeugend gegen **Muskelkater.** Sie kann **Bauch- oder Menstruationsschmerzen** lindern. Wenn jemand durch und durch **friert,** soll er sich mit dem Rücken auf eine grosse Dampfkompresse legen. Nach Möglichkeit ruhen Sie nach der Dampfkompresse.

Vorsicht bei Kinderhaut, diese ist wesentlich empfindlicher. Bei Kindern verwenden Sie nie kochendes, sondern höchstens heisses Wasser.

# Depression

Die Depression ist eine häufige psychische Erkrankung, nach deren Ursachen die Wissenschaft noch intensiv forscht, man geht aber vom Zusammenwirken mehrerer Ursachen aus. Erschöpfungszustände, chronischer Stress, genetische Ursachen, Medikamente, Blutmangel, Lichtmangel, hormonelle Ungleichgewichte, negative Strahlungseinflüsse und vieles mehr können Ursachen sein. Neben der Hilfe aus Schul- und Alternativmedizin sowie Psychotherapie können die Betroffenen selbst einiges für ihr Wohlbefinden tun.

Der depressive Mensch soll versuchen, ein Gleichgewicht zwischen **Arbeits- und Entspannungszeit** zu erreichen. Unser Zentralnervensystem ist stets überstimuliert; mit **bewusster Entspannung** (S. 13) kann man diesen Zustand beenden und innere Ruhe finden.

Ein **Spaziergang** oder andere Sportarten, die im Freien ausgeübt werden, sind für alle empfehlenswert. Die Länge und Intensität hängt von der körperlichen Verfassung ab, depressive Menschen sollen nicht bis zur Erschöpfung Sport treiben. Fordern, aber nicht überfordern.

**Soziale Kontakte** sind in allen Lebensphasen wichtig, für depressive Menschen ganz besonders.

Überdenken Sie Ihre **Ziele im Leben,** Ihren Alltag, optimieren Sie, wo nötig, und geben Sie den Lebensinhalten, die Ihnen Freude machen, mehr Raum. Geben Sie **natürlichen Materialien** in jeder Hinsicht den Vorrang. Dr. Vogel empfahl depressiven Menschen, die in einem Betonhaus wohnen, in ein Holz- oder Backsteinhaus umzuziehen. Die Farben **Gelb und Orange** sind positiv fürs Gemüt. Die Farbtherapie wird heute vereinzelt auch in Kliniken angewendet.

Es gibt viele **Pflanzen, die stimmungsaufhellend wirken.** Bei leichten bis mittelschweren Depressionen helfen Johanniskraut, Passionsblume oder Baldrian als Tee oder Tropfen. Ätherische Öle wie Sandelholz, Lavendel oder Orangenblüte können Sie in Duftlampen geben. Ein tägliches Fussbad mit Zinnkraut (Katzenschwanz) regt die Nierenfunktion positiv an. Wer Einschlafprobleme hat, soll dieses Fussbad vor dem Schlafengehen machen.

# Volkskrankheit Eisenmangel

Die Diagnose Eisenmangel ist heute häufig. Nicht nur Frauen sind betroffen, vermehrt auch Männer und Kinder. Wenn Sie keine Beschwerden haben, dann müssen Sie den Mangel nicht behandeln. Haben Sie starke Eisenmangelsymptome, probieren Sie während ein paar Monaten ein Eisenpräparat aus der Apotheke/Drogerie. Diese frei verkäuflichen Produkte enthalten die empfohlene Tagesdosis vor 14 mg Eisen und genügen oft, sodass ärztlich verschriebene Tabletten oder Infusionen nicht nötig sind.

Sie können mit Nahrungsmitteln Ihre Blutbildung anregen. Das beste Kraut hierfür ist die **Brennnessel.** Trinken Sie während einiger Monate täglich zwei bis drei Tassen Brennnesseltee aus frisch gesammelten Brennnesseln. In der Apotheke/Drogerie gibt es auch Brennnesseltropfen zu kaufen. **Dunkelgrünes Blattgemüse** und **dunkelrote Säfte** aus Heidelbeeren, Rande, Brombeeren oder Cassis unterstützen ebenfalls die Blutbildung. Meiden Sie **Kaffee, Schwarz- und Grüntee,** sie gelten als Eisenräuber.

**Goji Beeren** werden seit einigen Jahren als Anti-Aging-Beeren gehandelt. Dieser Ausdruck ist wohl etwas übertrieben, aber nicht ganz falsch. Goji Beeren sind blutbildend und werden in der chinesischen Medizin als Bluttonikum oft eingesetzt.

**Fleisch** hat einen hohen Eisergehalt, es genügen jedoch kleine Portionen Fleisch. Besonders hoch ist der Eisengehalt von Innereien. Aufgrund der Schadstoffbelastung und der Medikamentenrückstände empfehle ich Innereien nur aus biologischer Tierhaltung. Vegetarier sind *nicht* häufiger von Eisenmangel betroffen.

**Paranüsse** ersetzen eine Mahlzeit, heisst es. Dank ihrem Mineralgehalt leisten sie einen wesentlichen Beitrag zur Anregung der Blutneubildung.

**Vitamin C** unterstützt die Eisenaufnahme. Trinken Sie zwischendurch frisch gepresste Säfte, oder geben Sie einen Spritzer Zitronensaft in die Salatsauce oder Ihr Getränk.

Nicht zu vergessen ist die **Bewegung** an der frischen Luft, die die Blutbildung ebenfalls positiv anregt.

# Erkältungen vorbeugen

Eine Erkältung ist das Ergebnis von Kälte, die in unseren Körper eindringt. Ist das Immunsystem stark genug, kann der Körper die Kälte problemlos wieder loswerden. Ist das Immunsystem geschwächt, kann die Kälte tiefer eindringen. Folgende Massnahmen stärken Ihr Immunsystem:

**Schlafen** Sie etwas mehr. Im Winter soll man ruhen und Kräfte sammeln, wie die Pflanzen.

**Bewegen** Sie sich oft und mit gut schützender Kleidung an der frischen Luft. Wer regelmässig etwas joggt oder zügig spaziert, ist selten erkältet.

Natürlich spielt das **seelische Gleichgewicht** auch eine Rolle, Stress, sich unter Druck fühlen oder ständig in Sorge sein schwächt längerfristig das Immunsystem.

Bevorzugen Sie gekochte, leicht verdauliche Mahlzeiten. Das Wärmen von innen ist das Wichtigste. Lange **gekochte Nahrungsmittel** (Suppen, Eintöpfe) geben mehr Wärme und Energie ab als Rohkost und Joghurt – probieren Sie es aus! Der Körper ist nicht, was er isst, sondern was er verdaut. Beginnen Sie schon morgens mit einem **warmen Frühstück** (S. 40) und einem **Ingwertee** (S. 58), wer ein besonders schwaches Immunsystem hat soll auch täglich Kraftsuppe (S. 67) trinken.

Machen Sie täglich ein wärmeansteigendes, heisses **Fussbad.** Beginnen Sie mit einer angenehmen Wassertemperatur von zirka 37 Grad, und steigern Sie sie in den nächsten Minuten so hoch, wie es noch erträglich ist. Lassen Sie dann Ihre Füsse noch einige Minuten im heissen Wasser.

# Erkältungen therapieren

Ist die Kälte in den Körper eingedrungen, müssen wir die Poren durch Schwitzen öffnen, damit die Kälte wieder entweichen kann. **Schweisstreibende Tees** sind unter anderem Lindenblüte, Holunderblüte oder Salbei. Vorsicht: Schwacher Salbeitee ist schweisstreibend, während starker Salbeitee Schwitzen lindert. Sehr gut wirkt und schmeckt auch **Holundersaft** mit heissem Wasser im Verhältnis 1 zu 3. Kinder mögen die **«Heisse Zitrone»:** Geben Sie eine Scheibe Zitrone in heisses Zuckerwasser, das wird vor dem Schlafengehen so heiss wie möglich getrunken. Erwachsene dürfen der «Heissen Zitrone» noch einen Schluck Cognac beigeben. Wer mag, nimmt auch noch eine **scharfe Suppe** mit Chili, Pfeffer, Ingwer und Zimt. Ich mag auch diesen Mix bei einer aufkommenden Erkältung: Je einen Esslöffel frisch geraffelten **Ingwer, Zitronensaft und Honig** über den Tag verteilt essen.

Legen Sie sich **Dampfkompressen** (S. 26) um Rücken und Brust. Darüber legen Sie trockene, isolierende Tücher und Decken. Oder nehmen Sie ein kurzes, aber heisses Vollbad, das Sie zum Schwitzen bringt. Ein Badezusatz gegen Erkältungen ist möglich, aber nicht nötig. Legen Sie sich nach dem Bad sofort zum Ruhen ins Bett. Bereiten Sie sich aufs Schwitzen vor, und legen Sie einen frischen Pyjama zum Wechseln bereit.

Schneiden Sie eine Zwiebel in Stücke, und stellen Sie diese in Kopfnähe auf den Nachttisch. Die **Zwiebeldämpfe** wirken abschwellend und entzündungshemmend.

Spülen Sie zweimal täglich Ihre Nase mit **Salzwasser.** Geben Sie Wasser und etwas Meersalz in die hohle Hand, und ziehen Sie es in die Nase hoch. Spucken Sie es durch den Mund wieder aus. Das ist etwas unangenehm, aber es wirkt abschwellend.

Mehrmals täglich eine heisse Tasse **Kraftsuppe** (S. 67) wird Sie rasch wieder gesund machen.

Das Wichtigste, was ein erkälteter Körper braucht, ist **Ruhe.** Die Energie, die man sonst für Denken, Muskelkraft und mehr braucht, benötigt nun das Immunsystem, um die Krankheitserreger zu bekämpfen.

# Erschöpft, aber noch was vor?

Sie kommen am Abend müde nach Hause, haben aber noch was vor? Hier sind einige Tipps, wie Sie wieder zu Kräften kommen. Legen Sie eine **Dampfkompresse** (S. 26) in den Nacken, und legen Sie sich damit zehn bis fünfzehn Minuten hin. Früher trank man auch eine **Pfefferminzenmilch,** die erfrischt und fit macht. Lassen Sie dazu einen Esslöffel frisch getrocknete Pfefferminze für fünf Minuten in einer Tasse kochender Milch ziehen. Gegen Müdigkeit hilft auch **ein heisses Bad,** dem Sie zehn Tropfen Teebaumöl zugeben. Nach dem Bad ruhen Sie noch eine Weile.

Auch eine **Essigwasserwaschung** bringt Ihren Kreislauf in Schwung. Geben Sie einen Drittel Essig und zwei Drittel Wasser in ein Becken. Tauchen Sie ein Frottiertuch in das Essigwasser, und wringen Sie es gut aus. Nun waschen Sie Ihren Körper mit dem Tuch ohne Druck und ohne Reibung ab. Von Fuss bis Kopf und immer Richtung Herz. Eine ähnliche Wirkung erreichen Sie mit der **Trockenbürstenmassage** (S. 103).

Denken Sie auch an **Sauerstoff.** Menschen, die den ganzen Tag drinnen arbeiten oder studieren schöpfen in einem gemütlichen Spaziergang vielleicht am besten Energie.

Oder tun Sie einfach mal nichts: Legen Sie sich für eine Viertelstunde hin, und tun Sie nichts ausser atmen.

Wenn Sie unter zunehmender chronischer Erschöpfung leiden, empfehle ich Ihnen den Besuch beim Arzt oder Therapeuten.

# Vielseitiger Essig

Dem Essig als Haus- und Heilmittel widmen sich ganze Bücher. Wir kennen die **Essigsocken** gut, die bei hohem Fieber angewendet werden. Dabei reduzieren die in Essigwasser getauchten Tücher oder Socken die Körperhitze (S. 33). Bei **Hautjucken** und **Hautpilz** hilft Essigwasser innerlich und äusserlich. Für die äusserliche Waschung gibt man drei Esslöffel Essig in einen Liter Wasser. **Nagelpilz** betupfen Sie täglich mehrmals mit unverdünntem Essig oder Molke.

Essig bewegt Qi und Blut, sagt der Chinese. Deshalb wird Essigwasser innerlich und äusserlich erfolgreich angewendet, um **Schwellungen** zu kühlen, **Hämatome** und **Geschwüre** schneller verschwinden zu lassen und **Muskelkater** zu lindern. Das funktioniert auch mit Apfelessig als Badezusatz.

Wer Essigwasser (1 Teil Essig, 20 Teile Wasser) mit einem Teelöffel Honig trinkt, zerstreut tastbare **Verhärtungen,** Schwellungen und **Stauungen im Bauchbereich, Magenbrennen, Nasenbluten, Bluthusten, blutige Stühle** oder **Ohnmacht nach der Geburt** und ebenfalls **Verdauungsblockaden,** die nach zu viel fettiger, kalter oder roher Nahrung auftreten.

Essig lindert auch Schmerzen bei **Mittelohrentzündung.** Mindestens viermal täglich gibt man einen Tropfen Essig mit einer Pipette in das betroffene Ohr.

Essig wird ausserdem schon seit der Antike in der **Schönheitspflege** eingesetzt. Weil er die Durchblutung anregt, kann Essig das **Gewebe straffen.** Wickeln Sie ein in Apfelessig getränktes Tuch um die betroffenen Partien, mit einem trockenen Tuch zudecken und eine halbe Stunde ruhen. Ist die Haut empfindlich, kann der Apfelessig mit Wasser verdünnt werden. Als **Gesichtswasser** wirkt Essig reinigend und desinfizierend. Mischen Sie Essig und Wasser zu gleichen Teilen, und waschen Sie damit Ihr Gesicht; Sie erhalten einen frischen Teint. Oder für **glänzendes Haar:** Kalk aus dem Leitungswasser und Seifenreste werden durch eine Essigspülung (4 EL Essig, 1 Liter Wasser) reduziert.

# Essigsocken

Essigsocken sollen dem fiebrigen Körper Wärme entziehen. Für diesen Wickel benötigen Sie zwei Baumwolltücher, zwei Frottiertücher oder ein Paar grössere Kniesocken, eine Schüssel temperiertes Wasser (zirka 30 Grad) und etwas Essig. Um einen Temperaturschock zu vermeiden, muss das Wasser temperiert sein. Die fiebersenkende Wirkung geschieht durch das Wasser, der Essig unterstützt lediglich. Wichtig ist, dass der ganze Körper des Patienten warm ist, auch die Hände und Füsse. Sind die Füsse kühl, müssen Sie zuerst durch Reiben erwärmt werden.

Baumwolltücher in das Essigwasser tauchen, auswringen und satt um die Unterschenkel (nicht Füsse) wickeln. Frottiertücher oder Socken darüberziehen. Die Innentücher dürfen nicht warm werden, sie werden zirka alle acht Minuten wieder abgenommen, in das Essigwasser getaucht und erneut angelegt. Die Gesamtdauer des Wickels beträgt 30 bis 60 Minuten. Die Füsse des Patienten müssen immer warm sein und bleiben.

Bei der gesamten Wickelanwendung soll **das Fieber maximal um ein Grad gesenkt** werden. Messen Sie vorher und zwischendurch immer wieder die Temperatur, vor allem bei Kindern, deren Fieber rasch sinken kann.

Doch wann soll Fieber gesenkt werden? Lesen Sie weiter auf Seite 37.

# Farn als Heilpflanze

Wir finden ihn überall und zahlreich, nehmen ihn jedoch kaum wahr, dabei kann der Farn als Heilpflanze doch so allerhand. Bei **Rheuma, Gicht, Gelenkschmerzen, Muskelkrämpfen, Migräne** und **kalten Füssen** hilft ein Farnkissen im Bett. Geben Sie den gedörrten Farn in eine Kissenhülle, und legen Sie das Kissen nachts unter die betroffene Körperstelle. Gegen **Wadenkrämpfe** hilft noch besser die Farnwurzel, die Sie ebenfalls ins Bett legen. Sie wirkt während mehrerer Monate. Bei **schmerzenden, müden** oder **brennenden Füssen** legen Sie einen frischen Farnwedel in die Schuhe; denken Sie bei der nächsten Wanderung daran.

Beim **Hexenschuss,** der wegen verkrampfter Muskeln so schmerzhaft ist, binden Sie sofort einige frische Farnwedel auf die schmerzende Stelle. Wenn Sie die Wedel zuvor mit einer Flasche etwas flach walzen, tritt der Saft schneller aus. Wird der Schmerz zuerst stärker, ist das ein Zeichen der positiven Reaktion auf den Farn.

Frische Farnblätter, auf Stirn und Augen gelegt, machen die **Augen** wieder klar.

Farn soll zudem **böse Geister** vertreiben. Dafür hängen Sie einen Strauss Farn in Ihrer Wohnung auf.

# Ferien- und Reisebeschwerden

Mit der Ferienzeit kommen manchmal Beschwerden, die uns sonst kaum beschäftigen. Bei einem **Sonnenbrand** lindern verschiedene Auflagen den Schmerz: Quark (darf nicht antrocknen), Joghurt, Buttermilch, frische Tomaten-, Gurken- oder Kartoffelscheiben, steif geschlagenes Eiweiss mit Zitronensaft, ein Wasser-Essig-Gemisch im Verhältnis 2:1 und weitere (S. 98 «Sonnenbrand»). Streichen Sie die betroffenen Körperstellen damit ein, oder tränken Sie ein Tuch, das Sie auflegen. Bei einer **Sonnenallergie** mischen Sie Meerwasser und Olivenöl zu gleichen Teilen und reiben es an der betroffenen Stelle ein.

Leiden Sie in den Ferien unter **Verstopfung,** trinken Sie zweimal täglich heissen, kräftigen Schwarztee mit einem Esslöffel Honig, und essen Sie dazu zwei Baumnüsse. Bei **Durchfall** hilft Wärme: Geben Sie einen Teelöffel Heilerde in ein Glas warmes Wasser, und trinken Sie es. Legen Sie eine **Dampfkompresse** (S. 26) auf Ihren Bauch. Getrocknete Heidelbeeren können ebenfalls Durchfall lindern.

Wenn Sie eine **Fischgräte** verschluckt haben, gurgeln Sie sofort mit Essig oder frischem Zitronensaft, und trinken Sie etwas davon. Die Säure macht die Gräte weich.

Gegen **Flugangst** versuchen Sie Folgendes: Kleben Sie je eine Scheibe einer frischen Ingwerwurzel auf den Akupressurpunkt Neiguan (S. 111). Er liegt auf der Innenseite beider Unterarme drei Fingerbreit hinter der Handgelenksfalte. Diese Anwendung ist auch bei **Reiseübelkeit** im Auto und auf See hilfreich. Auch eingenommen ist Ingwer eines der besten Mittel gegen Übelkeit. Lutschen Sie einfach an einer Scheibe frischem Ingwer, trinken Sie Ingwertee (S. 58) oder probieren Sie kandierten Ingwer. Dies hilft auch Kindern.

Bei Neigung zu **Ödemen** bei langen Flügen machen Sie kleine Bewegungsübungen, zum Beispiel Fusswippen. In den Boardmagazinen oder Websites der Fluggesellschaften sind häufig Übungen abgebildet. Tragen Sie Kompressionsstrümpfe, trinken Sie Wasser, meiden Sie Alkohol und Kaffee. Tees aus Frauenmantel oder Malve helfen (weitere Tipps S. 18 «Schwere Beine»).

# Fersensporn

Etwa zehn Prozent der Bevölkerung haben einen Fersensporn. Bei den meisten bleibt er beschwerdefrei, für die anderen kann er aber zur Qual werden. In den meisten Fällen verschwinden die Schmerzen innerhalb eines Jahres von selbst. Die Überbelastung des Fusses gilt als Hauptauslöser eines Fersensporns, der im Röntgenbild sichtbar wird. Typisch für einen Fersensporn ist das Nachlassen des Schmerzes bei Entlastung. **Weiche Schuhe** oder **weiche Einlagen** entlasten den Druck und lindern den Schmerz. Es gibt spezielle **Fersenspornkissen oder -sohlen** zu kaufen, die am schmerzhaften Punkt einen ausgearbeiteten Hohlraum haben. Laufen Sie nach Möglichkeit auch **barfuss** auf weichem Untergrund wie im Sand oder auf einer Wiese. **Dehnen** Sie den Fuss mehrmals täglich während einiger Minuten so, dass die Sehnen an der Wade und der Fusssohle gedehnt werden.

Ein **Salzwasserfussbad** regt die Durchblutung an. Geben Sie eine Handvoll Salz in ein Becken, und giessen Sie wenige Zentimeter angenehm warmes Wasser dazu.

Mit Geduld werden Sie Ihren Fersensporn mit diesem alten Hausmittel los: Tagsüber reiben Sie die Stelle mit **Rizinusöl** ein, nachts umwickeln Sie die Ferse mit **Schachtelhalm** (auch Zinnkraut oder Katzenschwanz genannt). Durch seinen hohen Kieselsäuregehalt kann der Schachtelhalm Ablagerungen in den Gelenken auflösen.

Wer es einfacher mag, behandle seinen Fuss mit **Taping.** Das können Sie selbst tun. Tapes sind im Fachhandel erhältlich und Google zeigt Ihnen eine Auswahl, wie Sie die Tapes kleben können.

# Fieber ist nützlich

Ist Fieber senken immer nötig? Wenn man die Naturheilkunde fragt, dann nein. Fieber ist ein Zeichen des Körpers, der gegen eine Infektion kämpft.

«Gib mir die Macht, Fieber zu erzeugen, und ich zeige dir den Weg, alle Krankheiten zu heilen», erkannte im Altertum ein Arzt. Mit der Hyperthermie kennt man auch heute ein Verfahren, das künstlich Fieber erzeugt und bei verschiedenen Krankheiten Anwendung findet. Wenn Darm, Niere und Haut die Hitze gut ausscheiden können, muss auch sehr hohes Fieber nicht gesenkt werden, war Dr. Alfred Vogel überzeugt.

Wer Fieber hat, muss **viel trinken.** Das können Wasser, Tee, verdünnter Fruchtsaft, Bouillon oder Gerstenwasser (S. 47) sein, Zimmertemperatur oder wärmer. Gleichzeitig soll der Patient **ruhen.**

Wer hohes Fieber senken möchte, der wende die bekannten **Essigsocken** (S. 33) oder Wadenwickel an. Wichtig: Das Fieber soll langsam und nur um ein Grad gesenkt werden. Abkühlende Massnahmen dürfen nur gemacht werden, wenn sich der Patient am ganzen Körper heiss anfühlt. Kontrollieren Sie die Hände und Füsse, sie müssen warm sein und bleiben.

# Fieberblasen an den Lippen

Etwa 10 bis 20 Prozent der Erwachsenen leiden am lästigen wiederkehrenden Herpes labialis. Das Herpesvirus im Körper werden Sie nicht mehr los, aber wenn Sie Ihr Immunsystem stärken bricht es eventuell weniger oft aus. Auch UV-Strahlen können das Virus rasch aktivieren, schützen Sie sich deshalb mit einer Lippenpomace mit UV-Schutz.

Drücken Sie, sobald Sie Anzeichen des bekannten Spannungsgefühls an der Lippe spüren, eine frisch angeschnittene **Zwiebel** oder **Knoblauchzehe** auf die Stelle. Wirkungsvoll ist auch ein Tropfen **Teebaumöl,** den Sie mit einem Wattestäbchen auftragen können. Angenehmer und ebenfalls hilfreich ist **Honig,** den sie mehrmals täglich drauf tupfen. Honig wirkt antibakteriell und desinfizierend. Wer mutig ist, reibt etwas **Tigerbalsam** auf die Stelle (es brennt!), auch damit soll dem Virus schon der Garaus gemacht worden sein.

Ein wirksames Kraut ist auch die **Zitronenmelisse.** Kaufen Sie sich eine Salbe mit Zitronenmelisse, oder tupfen Sie vom frischen Tee auf die Lippen.

Ein weiteres Hausmittel hat die chinesische Medizin parat: Köcheln Sie fünf Gramm **Süssholz** in einem Viertelliter Wasser zehn Minuten lang. Den abgekühlten Sud tupfen Sie immer wieder auf die Fieberblasen.

Bei Fieberblasen ist es wichtig, dass Sie **sofort handeln,** und nicht erst, wenn Sie abends dafür Zeit haben.

Achtung: Lippenherpes ist auch in der Abheilungsphase noch **ansteckend.**

# Frühjahrsmüdigkeit

Die Frühjahrsmüdigkeit gibt es wirklich. Sie betrifft nicht alle Menschen, ist auch keine Krankheit, aber lästig, weil die Leistungsfähigkeit herabgesetzt ist. Die Schlacken werden im Frühjahr aus den Geweben gelöst, überschwemmen das Blut und verursachen bis zur Ausscheidung Müdigkeit, Unlust und allgemeine körperliche Schwäche oder sogar Schmerzen. Bei steigenden Temperaturen sinkt zudem der Blutdruck, da sich die Blutgefässe weiten, und ein tiefer Blutdruck kann ebenfalls für Müdigkeit und Schwäche verantwortlich sein.

Und was hilft dagegen? Viel **Bewegung,** insbesondere im Freien, Sauerstoff ist wichtig. Die Ernährung sollte etwas leichter sein als im Winter. Hilfreich sind hier **entschlackende und blutreinigende Nahrungsmittel** wie die Spargel, bittere Salate und Gemüse wie Radicchio, Chicorée oder Artischocken. Bauen Sie auch viele Vitamine ein, denn über den Winter hatten Sie vielleicht nicht genügend davon. **Sprossen und Keimlinge** (S. 63) sind kleine Vitaminpakete, die Sie einfach selbst ziehen können.

**Birkenblättersaft** unterstützt die Schlackenausscheidung, zwei bis drei Tassen **Brennnesseltee** täglich reinigen das Blut. Wer mag, macht sich einen Salat oder eine Suppe aus **Wildkräutern** wie Bärlauch, Sauerampfer, frischen Löwenzahnblättern, Brennnesseln, ein paar Gänseblümchen. Oder wem's schmeckt: Morgens ein Glas Wasser mit drei Esslöffeln **Apfelessig** und etwas Honig trinken.

# Morgens wie ein Kaiser ...

Esse morgens wie ein Kaiser, mittags wie ein König, abends wie ein Bettler. Alle wissen es, und keiner tut es. Häufig empfehle ich ein warmes, gekochtes Frühstück, wie es die Fünf-Elemente-Küche macht. Gekochtes, warmes Essen gibt dem Körper mehr Wärme und Energie, macht einen leistungs- und widerstandsfähiger und braucht weniger Verdauungsenergie.

**Porridge:** Köcheln Sie Haferflocken mit der dreifachen Menge Wasser und einer Prise Salz während 15 Minuten weich. Lassen Sie den Brei nachquellen, der Porridge sollte e ne feuchtbreiige Konsistenz haben. Nach Belieben geben Sie Honig, Gewürze, Früchte oder Nüsse bei.

**Süsse Vollkornpfannkuchen:** Mischen Sie je sechs Esslöffel Dinkel- und Weizenvollkornmehl, geben Sie zwei Eier, zwei Esslöffel Rohrzucker, zwei Messerspitzen Kakaopulver unc eine Messerspitze Zimt zu. Rühren Sie die Mischung mit Wasser zu einem dickflüssigen Teig an, und backen Sie daraus kleine Pfannkuchen.

**Gekochtes Getreidemüesli:** Mischen Sie Hirse, Buchweizen, Amaranth und Quinoa zu gleichen Teilen, köcheln Sie diese mit der dreifachen Menge Wasser und einer Prise Salz während 20 Minuten weich. Lassen Sie das Müesli nachquellen (das Getreide darf nicht knackig sein), und schmecken Sie es nach Belieben ab.

**Polentabrösel:** Grobkörnige Polenta mit wenig Mehl und wenig Salz in eine Schüssel geben. So viel kochendes Wasser zugeben, bis ein dünnflüssiger Brei entsteht und über Nacht stehen lassen. Am Morgen in etwas Öl oder Butter so lange braten, bis die Polenta trocken ist und bröselt. Nach Belieben mit pikanten oder süssen Beilagen ergänzen.

**Pumpernickel getoastet:** Geht schnell, ist warm und schmeckt gut. Toasten Sie Pumpernickel (Roggensauerteigbrot), geben Sie auf eine Scheibe Sesammus (aus dem Reformhaus), auf die andere etwas Honig und machen ein Sandwich daraus.

Einsteigertipp: Haben Sie sämtliche Zutaten daheim, und wählen Sie dafür einen freien Tag, damit Sie genügend Zeit haben.

# Kalte Füsse

Kalte Füsse – etwas lästiges, dass viele Frauen und manche Männer kennen. Tragen Sie **gute Schuhe** mit einer dicken Sohle, die Sohle muss gegen die Kälte von unten isolieren. Die Schuhe sollen nicht zu eng sein, damit die Zehen noch «arbeiten» können. Früher legte man **Zeitungspapier** zur besseren Isolation in die Schuhe, heute tun auch Zimtsohlen einen guten Dienst.

Verbessern Sie die Durchblutung der Füsse. Machen Sie **Wechselfussbäder.** Geben Sie in ein Becken 38 Grad warmes Wasser, in das andere 15-grädiges. Setzen Sie die Füsse eine Minute in die warme Wanne, dann wenige Sekunden ins kalte Wasser. Wiederholen Sie dies ein paar Mal, beenden Sie immer mit dem kalten Wasser, um die Poren wieder zu schliessen. Wenn das zu aufwendig ist, machen Sie ein Fussbad nur mit einem Becken warmem Wasser, dem Sie einige Tropfen **Rosmarinöl** oder etwas **Senfmehl** beigeben. Beide Beigaben fördern die Durchblutung. Bürsten Sie Füsse und Unterschenkel täglich mit einer **Borstenbürste.**

Wichtiger als äussere Anwendungen ist das **Wärmen von innen.** Sie wissen schon, was jetzt kommt: Bevorzugen Sie warme Getränke und gekochte Mahlzeiten, anstelle Kaltem und Rohkost.

Wenn Sie sich abends ins Bett legen und die kalten Füsse stören, legen Sie einfach Ihre Hände auf den Bauch und tun sonst gar nichts. Nach einigen Minuten werden Sie entspannter und die Füsse besser durchblutet.

# Hartnäckiger Fusspilz

Fusspilz ist äusserst ansteckend und breitet sich rasch aus. In öffentlichen Räumen und Nasszellen, wo die meisten Leute barfuss gehen, sollten Betroffene zu ihrem eigenen Schutz stets Badeschuhe tragen.

Der Fusspilz mag es warm und feucht, deshalb sollen Sie Schuhe und Socken aus **natürlichen Materialien** tragen. Ist der Pilz aktiv, gibt es ein einfaches Hausmittel. Waschen und trocknen Sie die Füsse und Zehenzwischenräume gründlich, trocknen Sie zusätzlich mit dem Fön. Tragen Sie morgens und abends wenige Tropfen **Lavendel- oder Teebaumöl** auf. Nach zehn Tagen konsequenter Anwendung sollte der Fusspilz verschwunden sein. Anstelle von Teebaumöl können Sie auch **Knoblauchsaft** verwenden, auch er lässt Hautrisse und Juckreiz verschwinden.

Ein tägliches **Fussbad** dazu unterstützt die Therapie positiv. Geben Sie diesem Fussbad entweder Apfelessig oder Kamillenextrakt bei.

Hilfreich ist auch **Heilerde** für die äussere Anwendung. Pudern Sie Ihre Füsse zweimal täglich mit der Heilerde, besonders auch zwischen den Zehen. Heilerde enthält viele Mineralstoffe und kann Feuchtigkeit absorbieren, welche dem Pilz ein guter Nährboden ist.

# Grün beruhigt

Ein kleiner Ausflug in die Farbtherapie:

**Grün** ist die Farbe des Frühlings, sie hat einen Einfluss auf Leber und Gallenblase und beruhigt das gesamte Nervensystem. Leute mit viel Anspannung und Wut sollen regelmässig im Wald oder in Parks spazieren. Eine Pflanze mit vielen grünen Blättern neben dem Computer oder im Esszimmer hilft, Stress zu reduzieren.

**Rot** ist die Farbe des Herzens, deshalb kann Rot dem Herzen Energie geben. Wo Rot ist, ist Energie. Rot- und Rosatöne sind geeignete Farben für Menschen, die häufig frieren.

**Gelb** stärkt den Magen, hilft bei Depression, aktiviert das Gehirn und fördert die Konzentration. Wenn sich ein Kind beim Lernen schlecht konzentrieren kann, empfehle ich eine gelbe Pultunterlage oder ein gelbes Shirt.

Die Farbe **Weiss** stärkt die Lungenenergie und steht für Weite. Weiss kann Trauer lindern, denn Trauer ist die Emotion der Lunge. Räume, die ganz in Weiss sind, wirken grösser. Mit weisser Bekleidung (medizinisches Personal) stärkt man seinen äusseren Schutzschild, schützt sich vor schlechten Energien.

**Blau** wirkt kühlend. Der gestresste Berufsmensch mit Bluthochdruck(neigung) soll einen blauen Teppich ins Büro legen, damit die Hitze absteigen kann. Dem Kind, das sehr unruhig schläft und nachts Angst hat, wird ein blaues Nachtlicht in Bodennähe helfen.

Wir nehmen die Farben nicht nur über die Augen auf, sondern **auch über die Haut,** deshalb helfen auch Kleidungsstücke oder Bettwäsche mit direktem Hautkontakt.

# Aus dem Gemüsegarten

Ein eigener Gemüsegarten oder ein schöner Gemüsemarkt ist etwas Wunderbares. Wir mögen das eine Gemüse mehr als das andere, doch kennen wir auch deren Wirkung? Schauen wir uns einige an.

Die **Karotte** nennt man auch «den Ginseng des kleinen Mannes». Sie ist ein Stärkungsmittel für den Körper und für das Bindegewebe. Sie erhöht die Milchversorgung beim Stillen und reguliert alle Hormone. Sie eliminiert Hitze, die zu Magenübersäuerung oder Akne führen kann. Gekocht und püriert ist sie ausserdem das beste erste Nahrungsmittel fürs Baby, das anfängt zu essen.

Der **Broccoli** kann das Blut stärken und ist eine Vitamin-C-Bombe. Broccoli enthält mehr als doppelt so viel Vitamin C wie die Orange. Er ist auch reich an Vitamin A, unterstützt damit die Augen, die sonnenempfindlich oder rot und schmerzhaft sind.

Der **Fenchel** wird bei Verdauungsblockaden mit Blähungen oder Verdauungsschwäche eingesetzt. Er wärmt das Innere und behandelt Schmerzen im Bauch, die durch Wärme besser werden. Probieren Sie mal grillierten Fenchel, mariniert mit etwas Olivenöl, Ingwer und Knoblauch – er schmeckt wunderbar.

Die **Frühlingszwiebel** enthält viel Vitamin C sowie antibiotisch wirkende Öle. In der chinesischen Heilkunde ist sie sehr beliebt, sie gehört in jede Erkältungs- und Kraftsuppe. Weil sie nicht tief wurzelt, kann man sie gut in einem Topf auf dem Balkon ziehen.

**Gurken, Tomaten und Melonen** kühlen den Organismus ab und sind für kleine Kinder und Menschen mit Durchfallneigung ungeeignet. Geniessen Sie diese saftigen Gemüse vorwiegend an heissen Sommertagen, wenn Ihr Körper mehr Kühle und Flüssigkeit verlangt.

Der **Kohlrabi** ist nach Spinat das magnesiumreichste heimische Gemüse. Er stärkt Blut und Energie. Der Kohlrabi muss nicht geschält werden, und seine Blätter (wertvoll wegen des hohen Kalkgehalts) können fein geschnitten über das Gemüse gegeben werden.

Die **Rande** stärkt das Blut. Wer Röntgenstrahlen oder Chemotherapie erhält, soll viel Randensaft (eventuell mit Karottensaft gemischt) trinken, er lindert die Nebenwirkungen und Übelkeit. Die Rande hilft ebenfalls gegen trockene Verstopfung und beruhigt den Geist.

Der **Lauch** ist ein Energie- und Wärmespender. Er ist gut bei Erschöpfung, Müdigkeit und schwachen Beinen. Bei Eisen- und Blutmangel sind die grünen Pflanzenteile auch wichtig. Der Lauch kann Schleim lösen und ist deshalb günstig bei Erkältungen, Nasensekret und Nasennebenhöhlenentzündungen. Ganz fein geschnittener, roher Lauch gibt der Suppe, dem Salat oder Gemüse mehr Würze.

Alle **Kohlarten** gelten grundsätzlich als nahrhaft, energie- und blutstärkend. Der Wirz enthält viel Vitamin A, welches die Augen unterstützt. Der Wirz ist der beste Kohl für einen Kabiswickel. Der Weisskohl enthält viel leicht resorbierbares Kalzium und ist, auch als Sauerkraut, gut gegen Verstopfung. Der Rotkohl hat zusätzlich eine blutreinigende Funktion. Kohl kann blähen, wenn er falsch zubereitet oder schlecht gewürzt wird. Fenchelsamen, Anis, Kümmel, Kreuzkümmel, Kardamom, Koriander oder Ingwer schmecken gut in gedünstetem oder rohem Kohl und unterstützen die Verdauung.

**Blattsalate** wie Kopfsalat, Eisbergsalat oder Lattich sind energetisch kühlend und benötigen mehr Verdauungsenergie als gedünstetes Gemüse. Menschen, die viel frieren, sollen Blattsalate und Rohkost reduzieren, dafür mehr gedünstetes Gemüse und Obst essen. Das geht auch mit Salat, probieren Sie mal Eisbergsalat, den Sie kurz in Olivenöl mit etwas Knoblauch und Ingwer anbraten. Nüsslisalat ist nicht kühlend, deshalb für manche besser verträglich. Nüsslisalat ist zudem blutstärkend.

# Kinder und Gemüse

«Gemüse ist gesund» wissen Eltern und wollen es besonders gut machen. Das Kind kann eine Abneigung entwickeln, und das einzige Gemüse, das es noch mag, sind Pommes. Dann sind Tricks gefragt, wie Sie Ihrem Kind Gemüse schmackhaft anbieten können.

Lassen Sie Ihr **Kind selbst ein Gemüse aussuchen,** und bereiten Sie es gemeinsam zu.

**Pflanzen** Sie mit dem Kind gemeinsam Gemüse an. Kleines Gemüse wie Radieschen, Cherrytomaten oder Schnittsalat brauchen auf dem Balkon nicht viel Platz.

Gemüse als **Fingerfood:** Schneiden Sie Gemüse in Stäbchen, dünsten Sie es etwas, das Kind kann das Gemüse dann von Hand essen. Anstelle von Gemüsestäbchen können Sie einen **Gemüsezoo** machen. Stechen Sie Hunde-, Krokodil- oder Elefanten-Guetzliförmchen in gedünstete Süsskartoffel-, Randen-, Sellerie- oder Kohlrabischeiben.

**Mischen** Sie ein beliebtes Gemüse wie Rüebli mit einem unbeliebten Gemüse.

**Grüne Spaghettisauce:** Kochen Sie Broccoli, würzen und pürieren Sie ihn, geben Sie ihn als grüne Sauce über Teigwaren.

**Burger** aus Getreide wie Dinkelschrot, Haferflocken oder Hirse sind einfach zu machen und können gut mit Gemüse gemischt werden.

Wenn Sie **Kuchen** backen, machen Sie eine Rüeblitorte, Randenmuffins, einen Zucchetti- oder Kürbiskuchen. Rezepte für Getreideburger oder Kuchen finden Sie im Internet.

# Heilsames Gerstenwasser

Das Gerstenwasser (auch Barley Water) ist ein schmackhaftes Getränk mit zahlreichen gesundheitsunterstützenden Eigenschaften. Beim Kochen entwickelt sich der heilsame Gerstenschleim. Dieser wirkt beruhigend bei **akuten Magen- oder Darmreizungen** und soll noch besser wirken als der bekannte Haferschleim. So kann es helfen, **Magengeschwüre** zu heilen, **Durchfall** zu stoppen und kleine Blasen- und Nierensteine auszuspülen. Gerstenwasser hilft, **Fieber** zu senken und sogar **asthmatische Zustände** zu mildern. Es **entwässert** und verbessert die Struktur der Haut, es wirkt gewebeverfeinernd und unterstützend bei allen **Hauterkrankungen.**

Das Gerstenwasser hilft Schwangeren, die übertragen, die **Geburt einzuleiten.** Ab dem errechneten Geburtstermin (vorher nicht, da zu viele bewegende Gewürze enthalten sind) darf die Schwangere beliebig viel des Gerstenwassers trinken.

### Rezept Gerstenwasser
50 g Gerstenkörner, eine Zimtstange, drei Nelken, zwei getrocknete Feigen und wenig Ingwer werden in zwei Liter Wasser eineinhalb Stunden gekocht, der Saft abgeseiht und nach Belieben mit Zitrone und Apfelsaft abgeschmeckt. Das Getränk kann heiss oder kalt getrunken werden.

# Kraftspender Hafer

«Hafer sticht» sagen Pferdefachleute, die ihren Pferden vor einem Wettkampf Hafer geben. Hafer ist auch für Menschen ein Heil- und Nährmittel und ein ausgesprochener Kraftspender. Hafer ist das yangigste Getreide, das heisst das wärmste. Es gibt uns **Energie und Wärme.** Der gekochte Haferschleim oder Porridge (Rezept S. 40) stärkt und ist geeignet für geschwächte Personen, er wirkt heilend bei **Magen- und Darmbeschwerden.**

Hafer ist eine gute **Hirnnahrung** und wirkt positiv auf klares Denken. Er unterstützt die **Blut- und Zellbildung,** stärkt die **Nerven** und hilft bei **Arteriosklerose.** Das getrocknete Haferstroh wird als Badezusatz bei **Haut- und Rheumabeschwerden** verwendet.

Haferkleie regt die **Darmbewegungen** an. Kleie braucht gleichzeitig viel Flüssigkeit, sonst nimmt sie diese aus dem Darm. Die Beta-Glucane in der Haferkleie können den **Cholesterinspiegel** senken und lassen den **Blutzuckerspiegel** nach einer Mahlzeit weniger stark ansteigen.

Haferwasser (ein bis zwei Esslöffel Hafer in einem Liter Wasser kochen) schliesst die Poren, lindert das **Schwitzen** und stärkt das Immunsystem.

Ein wirkungsvolles **Schlafmittel** sind Haferflocken in etwas kalter Ziegenmilch und wenig Honig, direkt vor dem Schlafengehen eingenommen. Dieses Müesli wirkt beruhigend.

# Hämorrhoiden

Sehr viele Menschen haben Hämorrhoiden, für die Mehrheit sind sie glücklicherweise nicht störend. Wer leidet oder vorbeugen möchte, der beachte Folgendes: **Bewegen** Sie sich so viel wie möglich. Sorgen Sie für **regelmässigen Stuhlgang,** und pressen Sie bei der Darmentleerung nicht. Bei Verstopfung achten Sie auf stuhlfördernde Kost, verzichten Sie auf fettes Essen und scharfe Gewürze.

Die **Hygiene** nach der Stuhlentleerung ist wichtig, da Stuhlgangreste Entzündungen hervorrufen können. Waschen Sie den After nach jedem Stuhlgang mit lauwarmem Wasser. Wenn Sie Feuchttücher verwenden, achten Sie darauf, dass diese keine Chemikalien enthalten. Duschen Sie den After täglich mehrmals kalt ab, anschliessend mit einer **zusammenziehenden Salbe** mit Rosskastanie, Hamamelis oder Calendula eincremen.

Bei Brennen und Jucken wirkt ein **Sitzbad** lindernd. Das Wasser soll bis zum Nabel reichen und eine angenehme Temperatur haben. Sie können dem Sitzbad ein Eichenrinden- oder Kamillenextrakt beigeben. Trainieren Sie häufig Ihren Schliessmuskel: zusammenziehen, zwei bis drei Sekunden halten, langsam wieder loslassen.

In der **Akupunktur** verwendet man bei Hämorrhoiden den Akupunkturpunkt Bai Hui. Er ist am höchsten Punkt des Kopfes. Dieser Punkt wirkt emporhebend auf Hämorrhoiden und weitere Organe, die absinken können. Pressen Sie ihn täglich mehrmals.

# Geschmeidige Hände

Gepflegte Hände sind nicht nur schön, die gesunde Haut ist im Winter auch ein Schutz vor Kälte und Trockenheit. **Gerötete, rissige Hände** baden Sie regelmässig in warmer Milch, der Sie wenige Tropfen Speiseöl beigeben. **Raue Hände** halten Sie kurz unter warmes Wasser, danach geben Sie auf die noch feuchten Hände einen halben Teelöffel Streuzucker und ein bis zwei Esslöffel Olivenöl. Reiben Sie Ihre Hände ein paar Minuten kräftig damit ein, danach trocknen oder mit Seife waschen. Nun haben Sie wunderbar geschmeidige Hände. Diese Olivenöl-Zucker-Mischung entfernt auch rasch Harz an den Händen. Ein anderes Rezept gegen raue Hände ist: Auf einen Liter warmes Wasser einen Esslöffel Honig beimischen und darin die Hände waschen.

Gegen **Handschweiss** können Sie Ihre Hände in starkem Salbeitee baden oder die Hände mit einer Wasser-Essig-Mischung (ein Teil Essig, drei Teile Wasser) waschen.

**Verschmutzungen** an den Händen können mit einem Brei aus Puderzucker und etwas Zitronensaft schonend gereinigt werden. **Knoblauchgeruch** an den Händen entfernt man durch Waschen mit Speisesalz. **Brüchige Fingernägel** reibt man täglich mit Olivenöl ein und bestreicht sie auch vor jeder nassen Arbeit damit.

# Was Heilerde alles kann

Die Heilerde (Drogerie/Apotheke) heilt wirksam und ohne Nebenwirkungen und verdient ein Comeback. Man unterscheidet zwischen Heilerde für die äussere und innere Anwendung.

Für die **äussere Anwendung** rührt man die Heilerde in Wasser zu einer Paste. Damit die Paste weniger bröckelt und zur Förderung der Heilung können Sie einen Esslöffel Johannisöl dazugeben. Man trägt die Paste einen Zentimeter dick auf ein Tuch und gibt es direkt auf die schmerzende oder entzündete Stelle. Dieser Lehmwickel saugt Giftstoffe und Bakterien auf, er wirkt entzündungshemmend, lässt Schwellungen abklingen, lindert Juckreiz und reinigt die Haut. Behandeln Sie damit Entzündungen, Gelenkschmerzen, schmerzende Krampfadern, Hautausschläge, Akne, Insektenstiche oder Sonnenbrand.

Für die **innere Anwendung** gibt man einen bis zwei Teelöffel Heilerde in ein Glas warmes Wasser. Dieses Lehmwasser reguliert den Stuhlgang, ist darmsanierend, baut Blut und Gewebe auf und lindert rheumatische Beschwerden. Es heisst, die Heilerde kann Cholesterin, Fette und Schadstoffe wie ein Schwamm direkt aus der Nahrung binden. Ich empfehle die Anwendung unter anderem bei Geschwüren im Magen-Darm-Trakt, Magenbrennen, Aphthen im Mund, Blutarmut oder Eisenmangel.

# Heuschnupfen

Die Nase läuft, die Augen jucken, der Gaumen kratzt. Warten Sie nicht auf die ersten Symptome, handeln Sie bereits vorbeugend im Winter. Ich empfehle allen Heuschnupfenpatienten, bereits im Winter täglich und konsequent zwei Teelöffel **Frühlingshonig** einzunehmen. Der Imker soll maximal drei Kilometer von Ihnen entfernt seine Bienen halten, damit im Honig dieselben Pollen sind, die Sie plagen. Manche Imker bieten auch Bienenwaben zum Kauen und Pollen an.

Beugen Sie im Winter zusätzlich vor: Achten Sie auf genügend **Luftfeuchtigkeit** in Ihren Wohn- und Arbeitsräumen. Ein Cheminée macht die Luft und Ihre Schleimhäute noch trockener. Trockene Nasenschleimhäute sind der Nährboden für Ihre Heuschnupfensymptome. Machen Sie sich eine **Teemischung** aus Salbei, Thymian, Pfefferminze und Lindenblüten zu jeweils gleichen Teilen, und trinken Sie davon täglich drei Tassen. Ebenfalls ist Brennnesseltee bei allen Allergien hilfreich. Essen Sie vermehrt warme, gekochte Mahlzeiten, die Ihrem Körper Energie und Wärme geben und dadurch das **Immunsystem stärken.**

Wenn dann die Pollen kommen, gilt als wichtigste Massnahme: **Meiden Sie die Pollen!** Machen Sie keine Spaziergänge im Pollengebiet, schliessen Sie nachts die Fenster, lüften Sie tagsüber nur, wenn es windstill ist, trocknen Sie Kleider und Bettwäsche nicht draussen, waschen Sie abends Ihre Haare, nehmen Sie getragene Kleider abends nicht ins Schlafzimmer. Schützen Sie Ihre Nasenschleimhaut auch mechanisch vor den Pollen. Putzen Sie sich die Nase, und reiben Sie mit Speiseöl vorsichtig die Nasenschleimhäute ein. Tragen Sie ein Fläschchen Öl immer bei sich, denn diese **Pollenbarriere** muss nach jedem Naseputzen erneuert werden. Symptomlindernd sind **Nasenspülungen** mit kaltem Salzwasser. Lösen Sie einen Teelöffel Salz in einem Glas Wasser auf, und spülen Sie damit die Nase.

Wichtig zu wissen ist auch, dass viele Leute eine **Kuhmilch- und Weizenunverträglichkeit** haben. Die Beschwerden können mit Bauchweh, Blähungen oder Müdigkeit nach dem Essen harmlos sein, sie können aber Heuschnupfensymptome verstärken.

Und wenn alles nichts nützt: Drei bis vier **Akupunkturbehandlungen** lindern die Symptome häufig auf ein erträgliches Minimum.

# Holzsplitter in der Hand

Ein Holzsplitter in der Hand oder im Fuss, das passiert halt einfach hin und wieder. Mit folgenden Massnahmen lässt sich der Splitter leichter entfernen. Machen Sie ein **«Dampfbad»,** geben Sie heisses Wasser in eine Glasflasche, und halten Sie die entsprechende Körperstelle über die Flaschenöffnung. Die Haut weicht sich stark auf, und der Splitter kann leicht herausgedrückt werden. Auch mit einem **Zwiebelbrei** lassen sich in kurzer Zeit Holzsplitter oder andere Fremdkörper aus der Haut ziehen. Dazu raffeln Sie eine grosse Zwiebel auf ein Tüchlein und verbinden mit diesem Brei die Wunde. Ebenfalls gut wirkt **warmes Olivenöl,** um die betroffene Hautstelle aufzuweichen. Das funktioniert auch bei Splittern unter dem Fingernagel. Um die Haut aufzuweichen, können Sie Hand oder Fuss auch in **warmem Seifenwasser** baden, etwa zwanzig Minuten lang.

Und wenn Sie mal die feinen Härchen oder Stacheln eines **Kaktus** erwischen, die Sie kaum mehr aus der Haut bekommen, geben Sie einfach heisses Wachs über die Stelle. Wenn es abgekühlt und hart ist, entfernen Sie das Wachs mit den Stacheln drin. Vorsicht mit Hitze im Gesicht und bei Kinderhaut, diese ist noch zart und wesentlich empfindlicher.

# Heilen mit Honig

Ob Gicht oder Gallensteine, Husten oder Hautabschürfungen, Fieber oder Furunkel, Honig kuriere jedes Zipperlein, fand bereits Hippokrates, der Urvater aller Ärzte. Honig wirkt beruhigend, stärkend, leicht entzündungshemmend und leicht antiseptisch. Er fördert die **Wundheilung,** kann totes Gewebe abbauen und die Narbenbildung reduzieren. Wer eine schlecht heilende, **eiternde Wunde** mit Honig behandeln will, gibt zweimal täglich etwas Honig direkt auf die Wunde und bedeckt sie mit steriler Gaze. Tücher oder Lappen sind wegen Waschmittelrückständen dazu nicht geeignet. **Aphthen** im Mund und **Herpesbläschen** an der Lippe betupfen Sie mehrmals täglich mit etwas Honig.

Honig ist ein **Feuchtigkeitsspender** für die Haut, er kann bei gereizten Augenlidern, bei stark strapazierter oder unreiner Haut und zur Faltenlinderung eingesetzt werden. Waschen Sie Ihr Gesicht jeden Abend mit Honigwasser. Lösen Sie wenig Honig in Wasser auf, massieren Sie damit Ihr Gesicht, und lassen Sie den Honig etwas einziehen. Waschen Sie Ihr Gesicht mit normal temperiertem Wasser ab. Raue Hände und Lippen behandeln Sie gleich.

Wenn Sie den Honig als Heilmittel einnehmen wollen, geben Sie ihn nie in den noch heissen Tee. Über 40 Grad verliert er Wirkstoffe und seine antibakterielle Wirkung. Zum Einnehmen eignet er sich beispielsweise gegen **Halsschmerzen** oder **Husten. Heuschnupfenpatienten** empfehle ich, während der Wintermonate täglich zwei Teelöffel Frühlingshonig einzunehmen (S. 52).

Gegen **Schwangerschaftsübelkeit** sollte die Frau je zwei Teelöffel Apfelessig und Honig in ein Glas warmes Wasser geben und dieses auf nüchternen Magen trinken. Wenn's nüchtern nicht geht, dann nach dem Frühstück. Dasselbe Rezept hilft gegen **Blähungen;** in diesem Fall trinken Sie das Essig-Honig-Wasser fünf Minuten vor der Mahlzeit. Honig regt auch die Darmbewegung an. In China trinkt man bei chronischer **Verstopfung** folgendes Hausmittel auf nüchternen Magen: eine Tasse heisses Wasser mit einem Esslöffel Honig und einer Prise Salz.

Verwenden Sie für Heilzwecke nur naturbelassenen, nicht erhitzten Honig, am besten von einem Imker aus Ihrem Dorf.

# Hühneraugen

Ein Hühnerauge entsteht am Fuss, oft an knochennaher Haut, wenn auf eine Stelle ständig starker Druck ausgeübt wird. Ursache sind häufig **zu enge Schuhe.** Es bildet sich verhärtete Hornhaut, die einen Sporn nach innen bildet, was sehr schmerzhaft werden kann. Das Hühnerauge ist aber keine Warze; die Warze ist ein Virus und kann ansteckend sein, das Hühnerauge ist nicht ansteckend.

Im Fachhandel finden Sie spezielle **Hühneraugenpflaster** oder Druckpolster. Es geht aber auch selbstgemacht: Schneiden Sie eine Rosine auf, und kleben Sie sie mit einem Pflaster fest. Oder geben Sie mehrmals täglich etwas frischen **Aloe-vera-Saft** auf das Hühnerauge. Auch **Zitronensaft** hilft, immer wieder daraufgeträufelt oder als Scheibe über Nacht auf die Stelle geklebt. Wie bei der Warze helfen auch frischer **Schöllkrautsaft** oder **Ringelblumenblätter,** die man mehrmals täglich auf das Hühnerauge gibt. Ein tägliches Fussbad und anschliessendes Einreiben mit **Rizinus-, Mandel- oder Olivenöl** machen die verhornte Haut weicher.

Um Hühneraugen künftig zu vermeiden, wählen Sie Ihre Schuhe nicht nach dem Kopf sondern nach den Füssen.

# Husten, Halsweh und Heiserkeit

Ein erstklassiges Mittel gegen Husten, Heiserkeit und Stimmverlust ist der schleimlösende **Rettich.** Den weissen oder schwarzen Rettich aushöhlen, in die Höhle Kandiszucker füllen und über Nacht ziehen lassen. Vom entstandenen Saft nimmt man nun stündlich einen Teelöffel ein. Es funktioniert auch mit einer **Zwiebel,** in diesem Fall mischt man die gehackte Zwiebel ebenfalls mit Kandiszucker und lässt den Brei zugedeckt einige Stunden ziehen. **Thymiantee** ist gut bei Husten und Heiserkeit, man kann ihn trinken oder inhalieren. Ein Teelöffel Kondensmilch hilft rasch bei Hustenreiz.

Wer **heiser** ist, schluckt stündlich einen Esslöffel leicht erwärmtes Speiseöl. Es befeuchtet Kehle und Hals und bringt die Stimme innert wenigen Stunden zurück. Bei Heiserkeit trinken und essen Sie bevorzugt warm, verzichten Sie auf Kaltes und sehr Heisses. Verzichten Sie auf Kuhmilchprodukte, sie sind schleimbildend. Sprechen Sie wenig, um die Stimmbänder zu schonen.

Wer immer wieder Halsentzündungen hat, dem empfehle ich täglich mehrere Tassen **Salbeitee.** Der Salbei wirkt keimabtötend und hilft bei Halsentzündungen aller Art. Bei akuten Halsschmerzen helfen das **Gurgeln** mit Salzwasser und **Dampfkompressen** um den Hals gewickelt, eventuell mit einigen Tropfen entzündungshemmender Arnikatinktur.

Bei Husten, Halsentzündung und Heiserkeit helfen auch wärmeansteigende **Fussbäder.**

# Hyperventilieren

Beim Hyperventilieren ist die Atemregulation gestört, meist psychisch bedingt durch Überlastung, Angst oder Erregung. Betroffen sind häufig junge Frauen.

Vor vielen Jahren wurde ich als junge Samariterin zu einer hyperventilierenden Person gerufen. Der Notfall war offensichtlich, die junge Frau rang nach Luft und war nicht imstande, unsere Fragen zu beantworten. Weil nichts, was wir kannten, half, rief ich letztlich den Rettungsdienst. Unterdessen weiss ich, dass man der Frau mit einfachen Massnahmen hätte helfen können. Stülpen Sie der betroffenen Person **keine Plastiktüte** über Mund und Nase, sie hat ja schon Atemnot. Hingegen kann sie selbst ihre gewölbte Hand vor Mund und Nase legen, um die Atmung zu regulieren. Führen Sie die Person mit **Anweisungen zu einer regelmässigen, tiefen Atmung.** Streichen Sie die im **Brustkorb blockierte Energie** nach unten, ein Abwärtsstreichen an Rücken oder Beinen genügt, so lange, bis sich die Situation bessert.

Pressen Sie den **Akupressur-**Notfallpunkt Renzhong vibrierend, er liegt im Grübchen zwischen Nase und Oberlippe, etwas oberhalb der Mitte (S. 111).

Wenn die betroffene Person einverstanden ist, geben sie ihr fünf **Bachblüten-Notfalltropfen** auf die Lippen.

# Ingwer: Gewürz und Arznei

Ja was kann denn diese Wurzel mit dem aromatisch-scharfen Geschmack eigentlich? Der Ingwer ist Gewürz und Arznei zugleich. Er passt gut in die kühlere Jahreszeit, denn er **wärmt** den Organismus. Ich empfehle Leuten, die frieren, häufig **erkältet** sind oder oft ein **Völlegefühl** haben, den täglichen Ingwertee zum Frühstück. Der Ingwertee, möglichst heiss getrunken, kann auch **Menstruationsbeschwerden** mildern. Eine Scheibe Ingwer, einige Minuten auf die Zunge gelegt, gibt **frischen Atem** und hemmt Bakterien. Wichtig ist die Wirkung von Ingwer bei **Übelkeit** und Erbrechen, auch bei **Seekrankheit;** Segler schwören darauf. Kandierten Ingwer kauen, Ingwertee trinken und Ingwer in den Mahlzeiten kann die Reiseübelkeit, Seekrankheit, Schwangerschaftsübelkeit und sogar Übelkeit während einer Chemotherapie lindern.

**In der Küche** ist mir der frische Ingwer das Salz in der Suppe. Etwas frischer Ingwer gibt der Suppe oder Gemüsepfanne, dem Kuchen oder frisch gepressten Fruchtsaft mehr Rasse. Da Ingwer eine leicht anregende Wirkung hat, seien empfindliche Personen abends mit Ingwer eher zurückhaltend.

**Rezept Ingwertee**
Geben Sie zwei bis drei dünne Scheiben Ingwerwurzel – oder mehr, wer's gerne scharf mag – in eine Tasse, mit heissem Wasser übergiessen, wenig Zucker dazu, mindestens fünf Minuten zugedeckt ziehen lassen und heiss trinken. Der Zucker ist wichtig, weil die Wärme des Ingwers steigt und die Wärme durch Schwitzen gleich wieder verloren gehen kann. Der Zucker verlangsamt die Wirkung und verteilt die Wärme im ganzen Körper.

# Insektenstiche

Wenn's warm ist, sind sie auch da: Bremen, Mücken, Bienen oder Wespen. Auch hier gilt, vorbeugen ist besser als heilen. Sie können sich vor Insektenstichen schützen, indem Sie sich mit **Eukalyptusöl oder Lorbeeröl** einreiben. Mücken und Bremen mögen kein ätherisches **Lavendelöl;** ich gebe jeweils einige Tropfen davon in die Sonnencrème.

Gegen Mücken, die Ihren gemütlichen Grillabend stören, gibt es verschiedene Schutzmassnahmen. Der **Rauch eines Feuers** kann Insekten fernhalten. Spicken Sie **Zitronenscheiben** mit einigen Gewürznelken, und stellen Sie diese auf den Tisch, oder hängen Sie sie auf. Zerriebene **Salbeiblätter,** die Sie in einem feuerfesten Behältnis anzünden und vor sich hinglimmen lassen, verströmen einen würzigen Geruch, den Mücken nicht mögen. Ein mit **Nelkenöl** getränktes Tuch, das Sie im Freien aufhängen, hält Fliegen und Mücken fern. **Katzenminze** oder eine **Tomatenpflanze** auf dem Fensterbrett verhindern, dass Mücken durch das Fenster in die Wohnung gelangen.

Der **Spitz- oder Breitwegerich** ist überall zu finden, er wirkt antibiotisch bei Insektenstichen. Legen Sie frische, gequetschte Blätter gleich nach dem Stich auf die betroffene Stelle. Eine frisch angeschnittene **Zwiebel- oder Zitronenscheibe** auf der Stichstelle hilft, das Gift herauszuziehen. Ebenfalls lindern **Essig,** starkes **Salzwasser,** ein bis zwei Tropfen **Teebaumöl,** ein **feuchter Würfelzucker** oder frische, zerdrückte **Kohlblätter** auf der Einstichstelle den Juckreiz.

Beim Bienenstich gilt es, den Stachel sofort zu entfernen, dabei darf die Giftdrüse nicht gedrückt werden, sonst entleert sich noch mehr Gift in die Einstichstelle. Legen Sie bei Bienen- und Wespenstichen einen Umschlag aus **Natron** und Wasser auf die Stichstelle. Altbekannte Mittel bei Insektenstichen sind auch **Salmiakgeist** oder **essigsaure Tonerde** oder einfach **feuchte Erde.**

Speziell beim **Mückenstich** wende ich gerne Folgendes an: Ich presse einen Teelöffel, den ich kurz in heisses Wasser halte, auf die Einstichstelle. Bei über 45 Grad wird das Gift durch Gerinnung zerstört.

# Ischias und Hexenschuss

«Ischias» und «Hexenschuss» heissen in der Fachsprache Ischialgie und Lumbago. Der «Ischias» ist ein meist einseitiger **Nervenschmerz,** der vom Gesäss durch Oberschenkel und Wade bis zur Ferse ausstrahlen kann. Beim «Hexenschuss» beschränkt sich der Schmerz meist auf den unteren Lendenwirbelbereich. Er kommt plötzlich und stechend, die **tiefen Rückenmuskeln** verspannen sich nach einer Fehlbewegung. «Ischias» und «Hexenschuss» können auch gemeinsam auftreten.

Beim «Ischias» helfen **Ruhe** oder nur **leichte Bewegungsübungen,** damit der Nerv nicht weiter irritiert wird. Eine sanfte Streichmassage kann helfen, eventuell mit einem Johannis-, Lavendel- oder Rosmarinöl. Äusserliche warme Heublumen- oder Lehmauflagen können den Schmerz lindern. Ebenfalls hilfreich ist die Tennisballmassage. Sitzen Sie mit der schmerzenden Stelle auf den Tennisball, und bewegen Sie sich ein bisschen darauf.

Beim «Hexenschuss» dürfen dieselben Auflagen wärmer bis heiss sein, damit sich die betroffenen Muskeln entspannen. **Dampfkompressen an der Lende,** wärmende Einreibungen, Infrarotlampe und **Dehnübungen** sind hier richtig. Beim akuten Schmerz legen Sie sich auf den Rücken, beugen die Beine im 90-Grad-Winkel und legen sie auf einen Stuhl. Bei Lumbagoanfälligkeit achten Sie auf genügend Wärme im Kreuzbereich und stärken Ihre Bauch- und Rückenmuskulatur.

Im Akutfall – sofort, wenn es passiert – stimulieren Sie den **Akupressurpunkt** Renzhong (S. 111) kräftig, laufen gleichzeitig herum und bewegen sich nach allen Richtungen. So lange, bis es besser wird.

# Kabis und Olivenöl gegen Schmerzen

Ein altbekanntes und bewährtes Hausmittel ist das Kabisblatt. Es findet **bei vielen akuten und chronischen Schmerzen, Entzündungen oder Schwellungen** Anwendung, beispielsweise **Ischiasschmerzen, Ohrenweh** oder **Gelenkschmerzen.** Ein Kabiswickel zieht Entzündungsstoffe an und regt die Sekretion an. Schneiden Sie den festen Strunk in der Mitte des Kabisblattes raus, walzen Sie es mit einer Flasche etwas weicher, und legen es über Nacht auf die schmerzende Körperstelle. Sie können es vorher auf der Heizung oder einer Bettflasche etwas anwärmen. Befestigen Sie es gut mit einer elastischen Binde oder anderen Hilfsmitteln. Waschen Sie morgens die betroffene Körperstelle mit warmem Wasser, und massieren Sie drei Minuten lang Olivenöl auf die noch feuchte Haut.

Der als **Kabisdoktor** bekannte **Pater Thomas Häberle** (1912–1997) hat mit der Kombination Kabisblatt und Olivenöl vielen Menschen helfen können. Er hat seine Erfolge in drei Büchern festgehalten, sie heissen «Helfen und Heilen», «Raten und Retten» und «Sammeln und Sichten».

Grundsätzlich gilt, je länger die Beschwerden bestehen, desto länger dauert die Therapie. Seien Sie geduldig und konsequent in der Anwendung.

Übrigens ist Olivenöl auch ein **Schönheitsmittel.** Massieren Sie täglich etwas Olivenöl auf die trockene, faltige Haut, die Haut wird dadurch straffer.

# Wie Kaffee wirkt

Es gibt so viele Studien über das Für und Wider von Kaffee. Ist er nun schädlich oder gesund? Wie v ele Tassen täglich dürfen es denn sein? Es wäre vermessen, diese Fragen abschliessend zu beantworten, aber ich kann Ihnen etwas über die Wirkung von Kaffee sagen. Ein Nahrungsmittel, das die Natur anbietet, ist selten nur gut oder schlecht, sondern es hat eine Wirkung. Für manche ist die Wirkung erwünscht, für andere nicht.

Kaffee **regt den Kreislauf an** und beschleunigt den Blutfluss. Er hat eine **harntreibende Wirkung** und **regt die Verdauung an.** Kaffee gilt als dehydrierend, weil er die Körpersäfte trocknet. Menschen mit Blutmangel, Eisenmangel, stillende Mütter Frauen mit Hitzewallungen sowie alte, schwache Personen sollen Kaffee meiden oder wenigstens reduzieren. Getreidekaffee ist erlaubt. Kaffee kann ein **Schlafräuber** sein, ebenfalls der entkoffeinierte, durch das Rösten wird ein Nahrungsmittel energetisch heiss, was den Geist wach hält.

In Indien trinkt man den Kaffee übrigens gerne mit **Kardamompulver** oder -kapseln, er gibt dem Kaffee ein gutes Aroma und hat eine neutralisierende Wirkung auf das Koffein. Oder, ebenfalls aus dem ayurvedischen Heilwissen: dem Kaffee eine Prise **Himalayasalz** und wenig reines **Kakaopulver** beigeben, macht den Kaffee harmonischer und aromatischer.

# Keimlinge und Sprossen

Keimlinge und Sprossen sind kleine Kraftpakete **voller Vitamine, Eiweiss und Mineralstoffe.** Mit dem Keimvorgang schnellen die **hochwertigen Nährstoffe** in die Höhe. Sie sind leicht verdaulich und allergenfrei, ausserdem eine **gute Proteinquelle** für Vegetarier und Veganer. Und Kinder mögen diese Vitamine, die sie selbst gezogen haben, oft gerne.

Was kann keimen und sprossen? Sämtliche **Getreide** wie Weizen, Gerste oder Dinkel, **Samen** wie Alfalfa, Rettich oder Radieschen sowie **Hülsenfrüchte** wie Linsen, Azukibohnen oder Kichererbsen. Im Reformhaus finden Sie meist eine grosse Auswahl von verschiedenem Keimgut.

Legen Sie das Keimgut über Nacht in Wasser ein, schütten Sie morgens das Wasser ab, geben Sie das Keimgut auf einen Teller oder in ein grosses Glas. Im Fachhandel sind auch günstige und sehr praktische Keimgläser erhältlich. Hygiene ist wichtig, damit sich keine Bakterien bilden. Spülen Sie das Keimgut nun mindestens zweimal täglich mit frischem Wasser ab, und achten Sie darauf, dass sich keine Staunässe bildet. Nach drei bis vier Tagen sind die Keimlinge erntereif, später wachsen grüne Blättchen, dann sind es Sprossen.

Spülen Sie die Keimlinge und Sprossen vor dem Verzehr unter kaltem Wasser, die Hülsenfrüchte übergiessen Sie kurz mit kochendem Wasser.

# Knoblauch: gesund und gut

Knoblauch ist ein wertvolles Heilmittel; ein paar Anwendungen notiere ich hier. Je frischer der Knoblauch ist, desto mehr des wirksamen ätherischen Öls Allicin enthält er. Der gekochte Knoblauch kann erhöhte **Blutdruck- und Cholesterinwerte senken** und beugt der altersbedingten **Arterienverkalkung** vor. Der rohe Knoblauch oder Knoblauchsaft lindert **Keuchhusten,** entzündliche **Atemwegserkrankungen** und **Rheuma.** Auch äusserlich angewendet, ist der Knoblauch ein grosser Helfer. Ein Knoblauchwickel kann einen **Abszess** zum Reifen bringen und den Eiter aus der Wunde ziehen. Machen Sie eine **Dampfkompresse** (S. 26) mit Knoblauchsaft, legen Sie diese auf den Abszess, und wechseln Sie sie alle ein bis zwei Stunden.

**Warzen, Hühneraugen, Fusspilz und Fieberbläschen** an der Lippe reiben Sie mehrmals täglich mit einer frisch angeschnittenen Knoblauchscheibe ein, und nach Möglichkeit kleben Sie über Nacht eine Scheibe Knoblauch drauf.

Bei **Ohrinfektionen** empfehle ich Knoblauchöl, das Sie selbst herstellen können. Geben Sie einige geschälte Knoblauchzehen mindestens drei Tage in etwas Olivenöl. Bei einer Ohrinfektion geben Sie täglich einen Tropfen dieses Öls in jedes Ohr.
Gegen Ohrinfektionen helfen auch Knoblauchwickel (Wickel hinters Ohr), gleiches funktioniert bei **Ischiasbeschwerden** (Wickel auf die schmerzende Stelle am Gesäss).

Bei **Vaginalpilzen** führt die Frau eine in Gaze eingewickelte Knoblauchzehe in die Scheide ein.

Wer beruflich nahen Kontakt zu Menschen hat, und dadurch regelmässig Erkältungen einfängt, kann sich eine **Virenbarriere** mit einer Knoblauchzehe machen. Schälen Sie eine Knoblauchzehe, wickeln Sie diese in Gaze, ziehen Sie sie mit einer Nadel auf eine Schnur, und hängen Sie sie um den Hals. Das empfehle ich auch für Kindergarten- oder Schulkinder, die immer wieder erkältet sind.

Übrigens: **Knoblauchgeruch an den Händen** lindert man durch Waschen mit Speisesalz oder Kaffeesatz.

# Wenn die Konzentration nachlässt

Erhält das Gehirn zu wenig Sauerstoff und Nährstoffe, kann die Konzentration nachlassen. Genügend **Schlaf** und **regelmässige Ruhepausen** sind wichtig. Je grösser die geistige Anstrengung ist, desto länger oder intensiver soll die Pause sein. Verrichten Sie geistige Arbeiten ohne Ablenkung von Musik, Verkehrslärm, Telefonate etc.

Folgende Pflanzen helfen bei Konzentrationsschwäche: **Ginsengwurzel, Taigawurzel, Muskat, Gewürznelke, Rosmarin** oder **Thymian.** Sie können sie nach Belieben einnehmen, als Tropfen, dem Essen beigeben oder einen Tee daraus machen. Sie können auch ein paar Tropfen des jeweiligen Öls in die Duftlampe geben.

Regelmässige **Meditation, autogenes Training** oder **Yoga** können die Konzentrationsfähigkeit wesentlich fördern. Die Farbe **Gelb** aktiviert das Gehirn und fördert die Auffassungsgabe. So empfehle ich Kindern mit Konzentrationsschwierigkeiten gerne ein gelbes Tischtuch auf dem Pult während des Lernens oder bei einer Prüfung ein gelbes Shirt anzuziehen. Die **Ohren massieren** weckt ebenfalls den Geist, manche tun dies intuitiv, wenn sie geistig müde werden.

Der **Akupressurpunkt Yintang** (S. 111) hilft bei Stirnkopfschmerz und Benommenheit, entspannt die Augen und stärkt nach langem verkrampftem Sitzen die Konzentrationsfähigkeit. Er liegt genau in der Mitte zwischen den Augenbrauen, direkt über der Nasenwurzel.

# Kopfschmerz

Je nach Kopfschmerz können verschiedene Hausmittel helfen.

**Kopfschmerz ohne Erschöpfung:** Der Kopfschmerz ist stark, aber Sie fühlen sich nicht müde. Hier muss die Energie vom Kopf abgezogen werden, früher nannte man diesen Kopfschmerz auch Blutandrang zum Kopf. Trinken Sie einen Espresso mit Zitronensaft (Zitrone zieht die erweiterten Blutgefässe zusammen, Espresso leitet die gestaute Energie nach unten), machen Sie ein warmes Fussbad, ziehen Sie rote Socken an (wo Rot ist, gehen die Energie und das Blut hin), und massieren Sie Ihren grossen Zeh.

**Kopfschmerz mit Erschöpfung:** Hier ist der Schmerz nicht besonders ausgeprägt, jedoch ist die gleichzeitige Müdigkeit stark. Der Schmerz ist meist an Stirn oder Schläfen. Ihr Körper verlangt nach Ruhe; legen Sie sich hin, und halten Sie sich warm Vorbeugend müssen die Betroffenen für genügend Sauerstoff sorgen. Gehen Sie täglich spazieren, ohne Anstrengung, je länger, je besser. Blutmangel kann ebenfalls Ursache dieses Kopfschmerzes sein.

**Spannungskopfschmerz:** Er kann durch psychische Anspannung, zu wenig Schlaf, Überarbeitung und mehr entstehen. Verspannte Muskeln sind eher Folge als Ursache dieses Kopfschmerzes. Machen Sie sich aus einem halben bis ganzen Teelöffel Kurkumapulver und einer Prise schwarzem Pfeffer einen Tee. Auch Jogging kann die Blockade lösen. Pfefferminzöl lokal aufgetragen kann den Schmerz lindern. Wenn Sie zu verspannter Nackenmuskulatur neigen, machen Sie täglich vorbeugend leichte Dehnungsübungen für den Nacken. Fühlen Sie sich nach dem Schlafen verspannt, probieren Sie ein anderes Kissen, z. B. ein Hirse- oder Dinkelspreukissen. Auch ein kalter Luftzug durchs offene Fenster nachts kann die Gesichts- und Nackenmuskulatur verspannen.

**Kopfschmerz am Wochenende** nach dem Ausschlafen: Diese Art von Kopfschmerz braucht meist keine Therapie. Es genügt, wenn Sie zur gleichen Zeit aufstehen wie werktags, etwas trinken und Wasser lösen, danach können Sie wieder zu Bett gehen. Ihr Körper verlangt nach diesem Rhythmus.

# Kraftsuppe

Die traditionelle Kraftsuppe stärkt und baut Blut auf. Sie ist angezeigt bei **Erschöpfungszuständen, nach einer Geburt** oder Krankheit, bei Personen mit **Blut- und Eisenmangel** oder einfach zum **Stärken** und **Wärmen.**

Köcheln Sie diverses in Stücke geschnittenes Saisongemüse wie Rüebli, Fenchel, Lauch, Zwiebeln, Frühlingszwiebeln, Randen, Sellerie etc., einige Knoblauchzehen, ein Stück frischen Ingwer sowie je einen Teelöffel Zucker und Salz in drei bis vier Litern Wasser. Sie können der Suppe ein halbes Suppenhuhn oder etwas Rindfleisch beigeben. Die Suppe köchelt nun auf der kleinsten Stufe, das heisst nicht sprudelnd, während 6 bis 48 Stunden. Diese lange Kochzeit ist für uns ungewöhnlich, macht die Suppe aber eben zur Kraftsuppe. Gemüse und Fleisch werden zum Schluss weggeworfen, sämtliche Nährstoffe sind jetzt im Wasser. Vor dem Anrichten würzen Sie die Suppe mit Salz, Sojasauce oder Kräutern nach Wahl. Die Suppe kann während einer Woche im Kühlschrank aufbewahrt werden; erwärmen Sie jeweils Ihre Portion vor dem Trinken. Trinken Sie dreimal täglich eine Tasse Kraftsuppe.

**Vorsicht,** die Suppe ist erwärmend und blutbewegend und soll während der Schwangerschaft, bei Bluthochdruck und im Hochsommer nicht eingenommen werden.

### Besonderes für Wöchnerinnen
Für Wöchnerinnen empfehle ich, auch Goji Beeren und Petersilienwurzeln mitzukochen. Bei einer Geburt verliert die Frau viel Blut, was zu Erschöpfung oder Depression führen kann. Goji Beeren und Petersilienwurzeln sind stark blutaufbauend. Letztere ist ein Wintergemüse, man findet es am ehesten an einem Gemüsemarkt oder im Bioladen.

# Frische Kräuter

Neben dem guten Geschmack und dem schönen Aussehen können die Kräuter gutes für Ihre Gesundheit tun. Für die meisten Kräuter gilt, dass sie **appetitanregend** und **verdauungsfördernd** sind. Menschen mit **Völlegefühl** nach dem Essen, **Blähungen** und Winden sollen also der Mahlzeit viele Kräuter beigeben.

Des Schweizers Lieblinge sind Peterli und Schnittlauch. Nehmen Sie die beiden immer frisch und roh ein. Die **Petersilie** ist eine Vitamin-C-Bombe, 100 g enthalten 160 mg Vitamin C, der Tagesbedarf eines Erwachsenen liegt bei 100 mg Vitamin C. Peterli wirkt wassertreibend, hilft daher bei Ödemen und Blasenentzündungen. Er ist blutbildend, blutreinigend und hat eine schwächere Wirkung auch auf Arthrose, Gicht und Rheumaerkrankungen. Der **Schnittlauch** kommt aus der Lauchfamilie und dient entsprechend auch den Blutgefässen. Wird er häufig und regelmässig gegessen, hat er eine positive Wirkung auf den zu hohen Blutdruck und Cholesterinwert. Er wirkt krebshemmend vor allem auf Krebsgeschwüre im Verdauungstrakt. Man kann übrigens auch die schönen lila Blüten des Schnittlauchs essen.

**Salbei** wirkt gut auf den Hals-Rachen-Bereich, ich empfehle ihn bei regelmässigen Halsschmerzen, Anginen oder Erkältungen. Schwacher Salbeitee ist schweisstreibend, während starker Salbeitee Schwitzen lindert. Frauen in den Wechseljahren oder Lungenkranke, die viel Nachtschweiss haben, kann eine abendliche Tasse starker Salbeitee helfen. Pflücken Sie ihn bei Sonnenschein, bei Sonnenlicht steigt der Ölgehalt stark an.

**Rosmarin** wärmt den Körper und stärkt das Herz. Nehmen Sie Rosmarin bei Herzschwäche mit allgemeinem Kältegefühl, Durchblutungsstörungen, Müdigkeit und Antriebslosigkeit. Ein Topf Rosmarin auf dem Pult hilft Lernenden, sich zu konzentrieren. Wer den Geschmack von Rosmarin nicht mag, kann auch ein warmes Fussbad mit Rosmarin machen. Oder Sie machen sich ein Rosmarinöl, dazu geben Sie einige Rosmarinzweige in Olivenöl, lassen es mindestens eine Woche ziehen und verwenden es dann als wärmendes und durchblutungsförderndes Einreibemittel.

**Thymian** enthält enorm viel Eisen. 100 Gramm frischer Thymian enthalten 20 mg Eisen, der Tagesbedarf eines Erwachsenen beträgt 14 mg Eisen. Er ist ausserdem auswurffördernd, hustenstillend und stärkt das Immunsystem.

Der **Bärlauch** reinigt das Blut, den Magen-Darm-Trakt und regt den Stoffwechsel an, deshalb passt er gut in die Frühlingszeit. Er kann den Blutdruck und das Cholesterin senken sowie Arteriosklerose vorbeugen. Der Name Bärlauch kommt von den Bären, die nach dem Winterschlaf massenhaft Bärlauch fressen und dadurch rasch wieder zu Kräften kommen. Sammeln und essen Sie Bärlauch von März bis Juni frisch, dörren Sie ihn nicht, mit dem Verlust der ätherischen Öle verliert er viel von seiner Heilkraft.

Die **Löwenzahnblätter** kann man als Tee, Gemüse, Saft oder Salat geniessen. Ernten Sie sie jung und zart, ihre Bitterstoffe stärken die Leber und die Verdauung. Er wirkt entgiftend und blutbildend, ist ein Stärkungsmittel wie der Bärlauch und bringt den Körper wieder in Schwung.

Ein hübsches Tonikum ist das **Gänseblümchen.** Man kann Gänseblümchen als Tee oder Salat einnehmen. Geben Sie geschlossene Blüten als Dekoration auf die Suppe, zur Freude der Kinder und Gäste gehen die Blüten auf der warmen Suppe auf.

Sammeln Sie die Kräuter und Blumen nicht am Strassenrand.

# Gesundheitsförderer Kurkuma

Kurkuma (auch Curcuma oder Gelbwurz genannt) ist in Curry enthalten, ist in der Gewürzabteilung aber auch einzeln erhältlich. Kurkuma ist Gewürz und Heilmittel zugleich und hat eine breite Wirkungspalette. Für Heilzwecke nimmt man Kurkuma als Tee ein, einen halben bis ganzen Teelöffel Kurkumapulver in eine Tasse heisses Wasser geben, einige Minuten zugedeckt ziehen lassen und warm trinken. Mit einer Prise schwarzem Pfeffer verstärken Sie die Heilwirkung des Tees. Wer diesen Tee nicht mag, kann sich im Fachhandel Kurkumakapseln kaufen.

Und dafür ist der Kurkumatee geeignet: Er kann den **Cholesterinspiegel** senken, **Schnarchen** lindern, **Blähungen** mildern, die **Verdauung** anregen, den **Blutzucker senken** (hierfür braucht es täglich zwei Esslöffel Kurkuma) und **Alterungsprozesse** reduzieren. Kurkuma reinigt und stärkt gleichzeitig den Organismus, fördert die **Blutbildung** und hebt die Hämoglobinwerte an. Studien aus den USA belegen, dass Kurkuma sowohl in der **Krebsprävention** als auch in dessen Therapie eine positive Wirkung zeigt.

Wer in **tropischen Ländern** einen sensiblen Magen hat, soll zu jedem Essen eine Kurkumakapsel einnehmen. So haben Keime keine Chance.

Ich empfehle den Kurkumatee auch Leuten, die **emotionale Antriebsschwäche** zeigen oder ohne Grund traurig oder **gereizt** sind. Hier kann Kurkuma blockierte Energien wieder zum Fliessen bringen. Wenn Sie also einen Energieschub brauchen – Probieren geht über Studieren –, brühen Sie sich einen Kurkumatee.

# Magen-Darm-Grippe

Die Ursache einer Magen-Darm-Grippe sind meist Viren oder Bakterien, seltener auch eine Infektion oder Vergiftung durch verdorbene oder zu kalte Speisen und Getränke, Medikamente oder weitere Giftstoffe. Dabei werden die Schleimhäute des Verdauungstraktes geschädigt, was die Verdauung der Speisen beeinträchtigt. Der Patient ist müde, mag nichts essen, erbricht, hat Bauch- und Kopfweh und eventuell Fieber. Dieser Patient braucht vor allem **Bettruhe.** Er soll immer wieder einen Schluck Tee (Kamille, Pfefferminze oder Melisse) oder einfach heisses Wasser **trinken.** Heilsam auf den Magen-Darmtrakt wirkt das feine Gerstenwasser (S. 47).

Zwingen Sie ihn nicht zum Essen, aber wenn er mag, eignen sich geraffelte oder im Wasser gedämpfte Apfelschnitze, ungezuckerter Zwieback oder **Reisschleim.** Reisschleim machen Sie aus einem Teil Reis und zehn Teilen Wasser, das Sie drei bis vier Stunden auf der kleinsten Stufe köcheln und immer wieder umrühren. Hat der Patient kalt, kochen Sie im Reisschleim etwas Frühlingszwiebeln und wenig Ingwer mit.

Ein gutes Mittel bei Magen- und Darmstörungen ist **Heilerde.** Die Heilerde legt sich als feine Schicht über die Schleimhäute und kann Entzündungen zurückbilden. Bei Bauchschmerzen kann man eine **Dampfkompresse** (S. 26) auf die schmerzende Stelle legen.

# Wenn der Magen brennt

Beim Magenbrennen kommt es zu einer brennenden, schmerzhaften Empfindung in der Brustregion, unter Umständen mit Ausstrahlungen bis zum Hals und zum Rachen. Es kann nach einem fettigen, üppigen Essen passieren, nach dem Rauchen, Kaffee- oder Alkoholkonsum und nach anderen bestimmten Nahrungsmitteln, die im Einzelfall schlecht verträglich sind. In der antiken Hochkultur galt das Magen- oder Sodbrennen als «Luxuskrankheit». Häufig sind Schwangere im letzten Trimester betroffen, weil der Druck auf den Magen steigt.

Wer Magenbrennen nur selten hat, kann das lästige Symptom mit diesen Hausmitteln angehen: **Frischer Ingwer** kann helfen; lutschen Sie eine Scheibe Ingwer, oder machen Sie Ingwertee (S. 58). Andere schwören auf einige Schlucke **Milch** oder **Wasser mit frisch gepresstem Zitronensaft, Heilerde, Bananen, rohes Sauerkraut, frisch gepressten Kohl- oder Kartoffelsaft.** Auch **Apfelessig** lindert die Beschwerden; geben Sie einen Teelöffel davon in ein Glas warmes Wasser, und trinken Sie es nach der Mahlzeit.

Wer häufig unter Magenbrennen leidet, sollte das Problem grundsätzlich angehen, das heisst, auslösende Faktoren meiden, denn die dauernde Reizung der Speiseröhre kann ernsthaft krank machen. Linderung schaffen **mehrere kleinere Mahlzeiten** über den Tag verteilt und das Schlafen mit leicht erhöhtem Oberkörper. Meiden Sie fetthaltige, scharf gewürzte, sehr kalte oder heisse Speisen, Zucker und weitere bekannte Auslöser. **Essen Sie langsam,** und kauen Sie jeden Bissen 30-mal.

# Menstruationsbeschwerden

Bei manchen Frauen kommt die Menstruation regelmässig und schmerzfrei, andere dagegen haben vorher Schmerzen, sind lustlos oder gereizt, haben Essgelüste oder keinen Appetit. Diesen Frauen hilft ein **wärmeansteigendes Fussbad** mit etwas Senfmehl (Apotheke/Drogerie). Das warme Wasser leitet das Blut nach unten, die Menstruation tritt dann schmerzfrei ein. **Dampfkompressen** (S. 26) oder ein warmer Heublumensack auf dem Unterleib helfen auch bei Schmerzen und Krämpfen. Zusätzlich können Sie ein **Mönchspfeffer**präparat einnehmen. Bei zu schwacher Menstruation regen **Majoran und Wacholder** die Hormonausschüttung an. Geben Sie ein paar Tropfen ätherisches Öl davon in eine Duftlampe, oder machen Sie einen Tee aus den Gewürzen.

Aus Asien stammt das Rezept des **Kurkumatees.** Geben Sie ein bis zwei Teelöffel Kurkumapulver und wenig schwarzen Pfeffer in eine Tasse heisses Wasser, zugedeckt einige Minuten ziehen lassen. Wer den Tee nicht mag, kauft sich in der Apotheke Kurkumakapseln mit schwarzem Pfeffer. Selbst bei starken prämenstruellen Beschwerden genügt häufig die Einnahme von Kurkuma während einiger Tage vor der Mens.

Schmerzen, Unregelmässigkeiten und psychische Veränderungen vor und während der Mens haben meist mit einem Qi- oder Blutstau zu tun. Sowohl hiesige Hausmittel als auch chinesische Heilmittel reagieren darauf mit warmen oder heissen Therapien, die Energie bewegen. **Sport** bewegt auch Energien, versuchen Sie, ob Jogging oder ein zügiger Spaziergang vor und während der Krämpfe hilft. Die Beschwerden können durch **Akupunktur** oft einfach und schon ab dem ersten Zyklus gelindert werden.

Ein anderes Muster steckt hinter Schmerzen und Erschöpfung, die erst am dritten oder vierten Tag der Mens auftreten. Da ist die Ursache häufig ein Blutmangel.

# Migräne

In den Industrieländern hat die Häufigkeit der Migränebetroffenen in den letzten 40 Jahren stark zugenommen. Man nimmt deshalb an, dass der Lebensstil und Umweltfaktoren wesentliche auslösende Faktoren für Migräne sein können. Weitere bekannte Auslöser sind Hormone, zu wenig Schlaf, Stress, Lebens- und Genussmittel wie Kaffee, Alkohol oder Schokolade, Konservierungs- oder Süssungsmittel, natürlich von Fall zu Fall verschieden. Betroffene können durch ein Migränetagebuch ihre individuellen Auslöser besser erkennen. Gegen Migräne sind sehr viele Hausmittel bekannt, probieren Sie aus, ob Ihnen das eine oder andere helfen kann.

Zum Vorbeugen: Etwas vom Wichtigsten ist die **Entspannung**, die Sie bewusst in Ihren Alltag einbauen sollten. Machen Sie auch mehrmals wöchentlich Ausdauersport wie Spazieren, Schwimmen oder Velofahren. Man soll jeden Morgen einen **kalten, nassen Waschlappen** kurz auf das Genick legen, das Genick mit der Kälte schockieren. Schlafen Sie auf einem **Farnkissen.** Dazu sammeln Sie viel Farn, lassen ihn trocknen und geben ihn in eine Kissenhülle.

Wenn sich ein Migräneanfall ankündigt, können folgende Hausmittel helfen: **Schafgarbentee,** sehr heiss und schluckweise getrunken, kann eine witterungs- oder föhnbedingte Migräne beseitigen. Regelmässig getrunken, kann der Schafgarbentee die Migräne vollständig lindern, riet die kräuterkundige Maria Treben. Trinken Sie Espresso mit Zitronensaft. Zu Beginn des Anfalls hilft manchen ein Teelöffel **Salz,** auf die Zunge gegeben und mit etwas Wasser getrunken. **Ingwer und Gewürznelke** sind natürliche Schmerzhemmer. Kauen Sie auf einem Stück frischer Ingwerwurzel oder einer Gewürznelke. Der scharfe Geschmack ist zuerst stark, wird dann aber weniger. Wenden Sie **Wechselduschen** an Kopf, Nacken, Armen oder Füssen so lange an, bis eine Besserung eintritt. Sobald Sie etwas von der Migräne spüren, essen Sie **zwei frische Äpfel.** Wickeln Sie ein kleines Stück **Kampfer** in Watte, und stecken Sie es ins Ohr. Pressen Sie eine **Knoblauchzehe** aus, in etwas Watte wickeln und in das Nasenloch der schmerzfreien Seite geben. Machen Sie **Kompressen** aus frischen rohen Zwiebeln, Zitronenscheiben oder gequetschten Kabisblättern, und legen Sie diese je nach Bedürfnis auf Stirn oder Nacken.

# Neue Energie dank Mittagsschlaf

Den Mittagsschlaf oder den Schlaf grundsätzlich bezeichnet man kaum als Hausmittel. Denn Schlaf ist viel mehr, er ist lebensnotwendig. Dass man sich zwischendurch mal müde fühlt und sich durch den Tag schleppt, ist in unserer aktiven Gesellschaft normal. Wer sich aber chronisch erschöpft fühlt, für den lohnt es sich besonders, täglich einen kurzen Mittagsschlaf zu halten. Kurz heisst **maximal zwanzig Minuten,** bevor man in eine Tiefschlafphase kommt. Es gibt den Trick des Schlüsselbundes, den man in eine Hand nimmt. Fällt der Schlüsselbund zu Boden, soll man wieder aufstehen. Beim Mittagsschlaf sollen **Kleidung und Gürtel locker** sein, damit Atmung und Verdauung nicht eingeengt werden. Durch den Mittagsschlaf können Sie Energie tanken und Stress abbauen. Der Chinese sagt, beim Hinlegen am Nachmittag kann das Blut zurück in die Leber fliessen, wodurch man wieder leistungsfähiger wird. Ob man wirklich schläft oder nur döst, ist zweitrangig.

Der Mittagsschlaf darf auch als **schöpferische Pause** betrachtet werden. Grosse Namen wie John F. Kennedy, Albert Einstein oder Winston Churchill schätzten diese wertvolle Ruhezeit.

# Muskelkater und Muskelkrämpfe

Durch grosse, ungewohnte Anstrengungen entstehen Mikroverletzungen in den Muskeln, die wir als schmerzhaften **Muskelkater** wahrnehmen. Dem Muskelkater beugt man mit aufbauendem Training und Aufwärmen vor. Eine Massage mit Mandel- oder Olivenöl plus wenige Tropfen Teebaumöl hilft sowohl vorbeugend als auch therapeutisch. Ist der Muskelkater da, helfen **Massagen, Einreibungen** mit Tigerbalsam oder Massageöl, ein **heisses Bad** mit Zusätzen aus Eukalyptus, Arnika, Kampfer, Heublumen oder einem Schuss Essig. **Bewegung und leichte Gymnastik** bei Muskelkater sind besser als vollständige Ruhe.

Ein **Muskelkrampf** ist das krampfhafte Zusammenziehen der Muskeln, das sehr schmerzhaft sein kann. Tritt der Krampf beim Sport auf, ist meist der Salz- und Wasserhaushalt gestört, das heisst, zu viel geschwitzt und zu wenig getrunken. Im Akutfall **dehnen** Sie den betroffenen Muskel kräftig. **Krampflösende Tees** sind unter anderem Weissdorn, Lindenblüte oder Zitronenmelisse. **Dampfkompressen** (S. 26), **Massagen** oder ein Farnkissen können helfen. Geben Sie getrockneten Farn in eine Kissenhülle, legen Sie das Kissen nachts unter Ihre Beine.

Muskelkrämpfe älterer Menschen haben eher mit **Durchblutungsstörungen** zu tun. Hier hilft alles, was die Durchblutung fördert, wie Bewegung, Wechselduschen oder eine Trockenbürstenmassage.

# Myome und Zysten

Ein Myom ist ein gutartiger Muskeltumor, eine Zyste ist ein abgeschlossener Gewebehohlraum, der eine Flüssigkeit enthält. In der Frauenheilkunde sind Myome und Zysten häufig, und sie kommen gerne immer wieder. Pfarrer Kneipp empfahl Frauen, immer mal wieder einen **Schafgarbentee** zu trinken; die Schafgarbe ist ein segensreiches Heilkraut für den Unterleib der Frau. Myome können mit **Schafgarbensitzbädern** verschwinden. Die Frau macht dies täglich so lange, bis die gynäkologische Untersuchung das verschwundene Myom feststellt. Dazu geben Sie 100 g Schafgarben über Nacht ins kalte Wasser, am nächsten Tag bis zum Kochen erhitzen und dem Badewasser zufügen. Das Badewasser muss bis über die Nieren reichen.

Gegen Zysten helfen **Dampfkompressen** (S. 26) mit Zinnkraut (auch Schachtelhalm oder Katzenschwanz genannt). Dämpfen Sie zwei Hände voll Zinnkraut, bis es weich ist, geben Sie es heiss und feucht in Tücher, und legen Sie diese Dampfkompresse auf die Stellen der Zysten. Dies sollte morgens und abends für mindestens eine halbe Stunde gemacht werden. Zusätzlich kann die Frau täglich zwei Tassen **Zinnrauttee** trinken.

Die chinesische Medizin geht davon aus, dass ein **blockierter Energiefluss** bei Zysten und Myomen mitverantwortlich ist. Die Akupunktur kann hier hilfreich sein.

# Nachtschwitzen

Wer nachts regelmässig und viel schwitzt, prüfe als Erstes zwei Dinge: Das **Abendessen soll leicht** und leicht verdaulich sein, zwei Stunden vor dem Schlafengehen soll man gar nichts mehr essen. Denn wenn der Stoffwechsel nachts kräftig arbeiten muss, kann der Körper «dämpfen». Der zweite Punkt ist die Decke. Es kann sein, dass Ihre **(Daunen-)Decke** zu viel Wärme staut. Probieren Sie andere Decken aus, zum Beispiel ein Leintuch und Wolldecke. Auch Medikamente können die Ursache von Nachtschweiss sein. Fragen Sie in diesem Fall Ihren Arzt.

Lindernde Hausmittel sind **wassertreibende Kräuter.** Mischen Sie Salbei, Frauenmantel und Zinnkraut zu jeweils gleichen Teilen, trinken Sie davon über längere Zeit täglich morgens vor dem Frühstück eine Tasse. Manche Frauen können das nächtliche Schwitzen schon mit einer Tasse **kaltem, starkem Salbeitee** vor dem Schlafengehen stark reduzieren. Man kann auch Salbeitropfen kaufen. Kneipp empfiehlt zudem folgende Anwendung: Man wasche den ganzen Körper mit einem grossen Schwamm und angenehm warmem Wasser, lege sich dann sofort und **ohne abzutrocknen ins Bett.**

Pfarrer Künzle rät bei Nachtschwitzen auch zur Einnahme von **Weleda-Aufbaukalk.** Er sagt, Nachtschwitzen kann Anzeichen für schlecht arbeitende Nieren sein. Dies stimmt überein mit der Meinung der chinesischen Medizin, dass mit den Wechseljahren die Nierenenergie abnimmt, und das Nachtschwitzen beginnt. Deshalb stärkt man in der Akupunktur oder mit chinesischen Kräutern die Nierenenergie.

# Nasennebenhöhlenentzündungen

Die Nasennebenhöhlenentzündung, in der Fachsprache Sinusitis, kommt häufig vor. Hausmittel helfen, die Entzündung zu lindern und den festsitzenden Schleim in den Nebenhöhlen zu lösen. Zu empfehlen sind regelmässige **Dampfinhalationen** oder Dampfbäder. Bei beiden Methoden soll dem heissen Wasser ein natürlicher Zusatz wie Meersalz, Salbei, Eukalyptus, Kamillenblüten oder Thymian beigemischt werden. Das Dampfbad in der Wanne hat eine Temperatur von zirka 38 Grad und dauert zehn Minuten.

Ein bekanntes und bewährtes Hausmittel ist die **Nasenspülung mit Salzwasser.** Geben Sie einen Teelöffel Meersalz (ohne Jod und andere Zusatzstoffe) in ein Glas lauwarmes Wasser. Spülen Sie damit im Akutfall täglich mehrmals die Nase. Ziehen Sie das Salzwasser durch ein Nasenloch rein, und lassen Sie es durch das andere wieder raus. In der Drogerie/ Apotheke finden Sie Nasenduschen, womit es vielleicht einfacher geht. **Pflegen und befeuchten** Sie täglich Ihre Nasenschleimhaut mit etwas Öl. Einfach etwas Speiseöl auf Ihren kleinen Finger geben und damit die Nasenschleimhaut ölen.

Wirksam sind **Leinsamenwickel.** Kochen Sie einen Teil Leinsamen mit zwei Teilen Wasser auf, lassen Sie den Brei etwas quellen, geben Sie ihn auf Haushaltspapier, und machen Sie kleine Päckchen daraus. Die Päckchen legen Sie auf die betroffenen Regionen (Stirn oder Wangen). Entfernen Sie sie, bevor sie zu heiss werden, Leinsamenwickel bilden eine Nachwärme.

**Trinken Sie viel,** vor allem heisses Wasser oder Tee. Dadurch wird der Schleim flüssiger und kann besser abfliessen. Jetzt ist Ingwertee (S. 58) besonders angezeigt, denn frischer **Ingwer** enthält viele schleimlösende Scharfstoffe. Wer Ingwer nicht mag, isst täglich einige Teelöffel frischen **Meerrettich,** er enthält schleimlösende Senföle und wird als pflanzliches Antibiotikum eingesetzt.

Achten Sie ausserdem auf eine möglichst hohe Luftfeuchtigkeit. Schlafen Sie viel, während einer Erkältungskrankheit ist Erholung eines der wichtigsten Heilmittel. Stellen Sie eventuell das Kopfteil Ihres Bettes höher. Rauchen Sie nicht, der einströmende Rauch reizt den Nasen-Rachen-Raum dauernd. Verzichten Sie auf Milchprodukte, Zucker, kalte Getränke und Speisen, sie gelten als kühlend und schleimbildend.

# Ohrenschmerzen

Ohrenschmerzen und -entzündungen sind häufig, und Hausmittel gibt es eine ganze Menge dagegen. Besonders Kinder sind anfällig für Ohrinfektionen. Treten sie regelmässig auf, soll man sie auch schulmedizinisch abklären.

**Ohrkompressen:** Machen Sie abwechselnd warme und kalte Ohrkompressen. Geben Sie auf einen Waschlappen heisses Wasser, umwickeln Sie ihn mit einem trockenen Tuch, und legen Sie diese Kompresse auf die Ohrmuschel oder hinter das Ohr. Weitere Tücher, eine Mütze oder ein Stirnband isolieren die Wärme zusätzlich. Bleiben Sie in Kontakt mit dem Patienten, die Kompresse muss angenehm warm und darf nicht zu heiss sein. Danach legen Sie eine Kompresse mit kaltem Wasser auf. Zirka 15 Minuten wärmen, zirka 5 Minuten kühlen, warm beginnen.

Ohrenschmerzen können auch durch zehnminütiges **Wassertreten** in lauwarmem Wasser gelindert werden.

Bei Ohrinfektionen helfen auch **Zwiebel- oder Knoblauchwickel;** hier wird der Wickel hinter der Ohrmuschel befestigt. Zwiebel oder Knoblauch klein schneiden, in ein Tuch wickeln, direkten Hautkontakt vermeiden, die Haut des Kleinkindes ist zart und empfindlich. Es kann auch eine gequetschte Knoblauchzehe, in Gaze gewickelt, in die Ohrmuschel gelegt werden. Auch Knoblauchöl hilft: Legen Sie einige geschälte Knoblauchzehen mindestens drei Tage in so viel Olivenöl, dass der Knoblauch gedeckt ist. Bei einer Ohrinfektion geben Sie täglich einen Tropfen dieses Öls in jedes Ohr.

Führen Sie einen mit zwei Tropfen **Teebaumöl** getränkten Wattebausch vorsichtig in den Gehörgang.

**Essig** wirkt schmerzlindernd bei Mittelohrentzündung. Etwa fünfmal täglich gibt man einen Tropfen Essig mit einer Pipette in das betroffene Ohr.

Gleich zu Beginn der Ohrenschmerzen hilft ein zerquetschtes **Geranienblatt,** das hinter dem Ohr befestigt wird.

Der Patient soll den Kopf konsequent hochhalten, so entleeren sich die verstopften Gänge zwischen Ohr und Rachen besser.

Obige Mittel lindern Symptome, nachfolgende Diät bekämpft die Ursache. In den USA steigen nach Halloween, wenn die Kinder viel Süsses essen, die Infekte in Nase und Ohren stark an. Süssigkeiten sind schleimbildend und können eine Infektion begünstigen. Deshalb sind bei wiederkehrenden Ohrinfektionen folgende Nahrungsmittel zu vermeiden: Zucker, Kuhmilchprodukte, stark gewürzte und frittierte Speisen, Hefe (manche haben eine Hefeunverträglichkeit, zudem kann Hefe die Pilze nähren, die im Gehörgang unerwünscht wachsen).

Noch ein Tipp, wie man störendes **Ohrenschmalz** besser rauskriegt: man tröpfle wenig warmes Olivenöl ins Ohr und lege sich mit dem Ohr auf eine warme Bettflasche, damit das Schmalz heraus rinnen kann.

# Offene Beine

Von «offenen Beinen» spricht man, wenn ein Geschwür am Unterschenkel über längere Zeit nicht heilt. Oft entsteht es aufgrund einer Venenentzündung. Betroffen sind meist ältere Menschen mit mehreren Grunderkrankungen wie Diabetes, Bluthochdruck und Übergewicht.

Durch die offene Wunde versucht sich der Körper zu entgiften, deshalb muss die Heilung als Erstes von innen geschehen. Betroffene Personen sollen versuchen, die **Grunderkrankungen** zu minimieren, sich möglichst natürlich zu ernähren und auf Zucker, Weissmehl und Wurstwaren zu verzichten. Zudem nimmt man einen Tee ein, der die Nierentätigkeit anregt, sowie ein venenstärkendes Präparat aus Rosskastanie oder rotem Weinlaub. Meiden Sie Sitzen und Stehen, **bevorzugen Sie Gehen oder Liegen.** Durch die Bewegung verbessern Sie die Durchblutung der Beine.

**Honig** fördert die Wundheilung, kann totes Gewebe abbauen und die Narbenbildung reduzieren. Geben Sie täglich zweimal etwas Honig auf die Wunde, und bedecken Sie sie mit steriler Gaze. Tücher oder Lappen sind wegen Waschmittelrückständen dazu nicht geeignet. Verwenden Sie Honig eines lokalen Imkers.

Ist die Wunde geschlossen, empfehle ich, die Haut lokal täglich zu ölen, zum Beispiel mit **Johanniskrautöl,** das die Gewebedurchblutung fördert.

# Ölziehen

Das Ölziehen ist eine ayurvedische Entgiftungskur, bei der der Mund mit einem hochwertigen Pflanzenöl gespült wird. Dabei werden dem Mund und dem Körper Giftstoffe entzogen, die Ursache oder Nährboden für Krankheiten sein können. Man nimmt einen Esslöffel Pflanzenöl (egal, welche Pflanze, Bioqualität bevorzugt) in den Mund und saugt, schlürft und zieht dies während 15–20 Minuten durch die Zähne. Anschliessend wird es ausgespuckt und der Mund und die Zähne gut gereinigt. Es darf nie geschluckt werden, weil es nun schädliche Substanzen enthält.

Das Ölziehen wirkt **entgiftend** auf den gesamten Organismus, gibt **Kraft und Frische** zurück, verbessert den **Schlaf** und das **Immunsystem.** Viele empfehlen es für chronische Leiden wie Krebs, Herz-Kreislauf- oder **Stoffwechselbeschwerden.** Das Ölziehen kann helfen, Umweltgifte sowie giftige chemische Arzneimittelrückstände aus dem Körper zu schaffen. Es eignet sich ebenfalls bei **Zahn- und Zahnfleischproblemen** und soll die Zähne weisser machen.

Machen Sie die Ölziehkur für mindestens 14 Tage oder länger, am besten morgens nach dem Aufstehen.

# Fasnachtszeit ist Orangenzeit

Eine Fasnacht ohne Orangen wäre keine Fasnacht. Aber was macht man nun mit den vielen Orangen? Die Orange hat zwar viel Vitamin C, aber sie wirkt kühlend auf den Organismus. Und wer sich immunkräftig und warm halten will, der soll die Orangen im Winter lieber warm einnehmen. Darum nachfolgend ein paar Ideen, wie Sie Orangen auch warm geniessen können:

**Kinderpunsch:** Einem Liter heissem Früchtetee eine Zimtstange und zwei Gewürznelken zugeben, e n paar Minuten ziehen lassen und vor dem Servieren einen Liter frisch gepressten Orangensaft zugeben. Nach Bedarf noch mit Apfelsaft süssen.

**Heisse Orange:** Der frisch gepresste Saft wird in der Pfanne erwärmt (nicht gekocht), diesen schmecken Sie nach Belieben mit einer Prise Zimt, etwas Ingwer oder etwas Honig ab.

**Bratorange:** Statt Bratapfel gibt's in der Fasnachtszeit die Bratorange. Die Orangen halbieren und mit einem Messer das Fruchtfleisch von der Schale lösen. Auf jede Orangenhälfte gibt man je einen Esslöffel Rohrzucker und gehackte Nüsse (je nach Lust Haselnüsse, Baumnüsse, Pinienkerne etc.), etwas Zimt und Nelkenpulver, wenig frischen Ingwer, Rosinen sowie eine Butterflocke. Die Orangerhälften kommen für zirka zehn Minuten in den 200° heissen Backofen.

# Quetschungen und Verstauchungen

Bei Quetschungen und Verstauchungen aller Art, wenn die Haut nicht verletzt ist, haben sich **Auflagen** mit essigsaurer Tonerde (sie wirkt antiseptisch, desinfizierend und hat eine zusammenziehende Wirkung), Heilerde in Essig angemacht, Hauswurz, rohen Kartoffeln oder Kabisblättern bewährt. Wenn Ihnen Wärme guttut, bügeln Sie das Kabisblatt vorher warm. Äusserlich eingeriebenes Johanniskrautöl fördert die Gewebedurchblutung und dadurch die Heilung. Rasche Linderung bringen auch **Arnikaumschläge.** Nehmen Sie zwei bis drei Esslöffel Arnikatinktur auf einen Liter Wasser. Arnika löst Blutgerinnsel auf und lindert Schmerzen. Auch Wallwurz ist hier geeignet, er wirkt schmerz- und entzündungshemmend.

Gleich zu Beginn der Verletzung hilft **Ruhigstellung,** so bald wie möglich sind **leichte Bewegungsübungen** sinnvoll, soweit es der Schmerz zulässt. Ähnliches gilt für das Kühlen: Wer kühlen möchte, soll das nur unmittelbar nach der Verletzung tun, um die Schwellung und den Schmerz etwas zu lindern. In der chinesischen Medizin kühlt man nicht, weil Kälte den Heilungsprozess hemmt. Später fördert man die Heilung durch leichte Bewegungen nur bis an die Schmerzgrenze und Wärme, beispielsweise mit angewärmtem Öl oder einer Infrarotlampe. Oder wie es die Chinesen mit dem brennenden Moxastab machen, der die blockierte Energie wieder zum Fliessen bringt.

Zur Entwässerung von **geschwollenen Gelenken** und Gliedern hilft ein Buchweizenpflaster sehr schnell. Dabei wird gemahlener Buchweizen mit heissem Wasser zu einem Brei gerührt, auf die betreffende Stelle aufgetragen und mit einem Tuch gut eingebunden.

# Das Reizdarmsyndrom

Blähungen, Durchfall, Bauchschmerzen, Völlegefühl – wer regelmässig unter solchen Symptomen leidet, hat möglicherweise ein Reizdarmsyndrom. Für die meisten Personen sind die Symptome erträglich, sie suchen keine ärztliche Hilfe. Oft können die Beschwerden mit einer Diätanpassung stark gelindert werden. Milchzucker, Fruchtzucker und Gluten gehören zu den häufigsten Auslösern. **Lebensmittelunverträglichkeiten** können angeboren oder erworben sein. Wer sich auf die Unverträglichkeit dieser Nahrungsmittel testen will, streiche sie während dreier Wochen komplett aus dem Speiseplan. Tritt eine Linderung der Beschwerden ein, erweitern Sie Ihren Speiseplan nach und nach mit einem dieser Nahrungsmittel. Achten Sie dabei gut auf die körperliche Reaktion, damit Sie den oder die «Übeltäter» finden. Achten Sie auch, ob **Rohkost** für Sie schwer verdaulich ist oder den Darm reizt. Falls ja, essen Sie Obst und Früchte besser als Kompott und Gemüse eher gedünstet statt roh. Rohkost braucht mehr Verdauungsenergie als gekochtes.

Ziel der Therapie ist es, den Darm weniger zu reizen. Neben den Lebensmitteln gibt es weitere mögliche Ursachen. Emotionaler **Stress** wie dauernde Anspannung oder unterdrückte Wut zählen zu den Hauptauslösern. **Bewegen** Sie sich regelmässig an der frischen Luft, dies baut Stress ab und bewegt den trägen Darm. Ein regelmässiger **Rhythmus** von Schlaf und Mahlzeiten bedeutet weniger Stress für Magen und Darm.

Müssen Sie **Antibiotika** einnehmen, empfehle ich die gleichzeitige Einnahme eines Probiotikums (Apotheke/Drogerie), um den Darm zu schützen.

Wir sind eine Gesellschaft von **Kopfmenschen,** arbeiten mit dem Kopf und müssen täglich viele Entscheidungen treffen. Der Darm hat die Aufgabe, Unreines von Reinem zu trennen, sowohl materiell wie geistig. Lernen Sie wieder, auf Ihr **Bauchgefühl** zu hören und danach zu handeln.

# Rheumaschmerzen

Wärmende und blutbewegende Massnahmen lindern rheumatische Schmerzen, die durch Kälteeinwirkung schlimmer werden. Rösten Sie grobes Salz in einer Pfanne ohne Fett, füllen Sie es in ein Säcklein, und legen Sie es warm auf. Diesen **heissen Salzwickel** können Sie mehrmals hintereinander anwenden. Reiben Sie **Johannisöl** auf die schmerzende Stelle, decken Sie das Öl mit einem Tuch ab, und geben Sie zusätzlich eine Wärmequelle (z. B. Dampfkompresse, Infrarotlampe, Bettflasche) darauf. Durch die Wärme öffnen sich die Poren, und das Öl kann besser eindringen.

Wenn Gelenke und Glieder geschwollen sind, entwässert ein **Buchweizenpflaster** sehr schnell: Dabei wird gemahlener Buchweizen mit heissem Wasser zu einem Brei gerührt, auf die betreffende Stelle aufgetragen und mit einem Tuch gut eingebunden.

Bei Gelenkrheumaschmerzen helfen ausserdem **Zwiebelauflagen** auf dem betroffenen Gelenk, sie ziehen schädliche Krankheitsstoffe heraus.

Rheumageplagte sollen ein mit frischem oder getrocknetem **Farn** gefülltes Kissen ins Bett legen, es lindert Schmerzen.

Etwas für Mutige ist die **Ameisensäuretherapie:** Halten Sie die schmerzende Stelle alle 14 Tage in einen Ameisenhaufen, und lassen Sie die Ameisensäure danach einwirken. Dadurch wurden früher auch vermeintlich unheilbare Fälle geheilt. Ähnlich wirkt das Sich-Peitschen mit frischen Brennnesseln.

In der **Ernährung** ist eine gesunde Naturnahrung günstig, während raffinierte Produkte, Zucker, tierische Fette und fette Milchprodukte wie Käse oder Rahm ungünstig sind.

# Echt schweizerisch: Salzkirsch

Wer kennt noch das altbewährte Heilmittel Salzkirsch, das bei allerlei Beschwerden Einsatz findet? Der Salzkirsch ist eines meiner liebsten **Universalmittel.** Geben Sie einem Liter Kirsch einen Esslöffel Salz zu, und schütteln Sie so lange, bis das Salz vollständig aufgelöst ist.

**Äusserlich** wenden Sie den Salzkirsch bei Schmerzen an Gelenken, Rücken, Kopf oder Muskeln an. Auch bei Rheuma, Arthrose, Gicht oder Fersensporn soll Salzkirsch zweimal täglich eingerieben werden. Ich empfehle, auf Insektenstiche, Warzen oder Geschwüre eine mit Salzkirsch getränkte Gaze zu kleben, sie soll immer feucht sein. Das Einreiben von Brustbein, Fusssohlen und Zehen kann einen erholsamen Schlaf bringen.

**Innerlich** angewendet, lindert Salzkirsch ebenfalls viele Beschwerden: Geben Sie jeweils ein bis zwei Esslöffel Salzkirsch in eine kleine Tasse heisses Wasser. Diese Mischung hilft gegen Kopfschmerzen, Aufstossen, Magen- und Blasenleiden, Koliken, Gicht und Altersschwäche. Bei Halsschmerzen oder Zahnfleischgeschwüren gurgeln Sie mit Salzkirsch. Selbst Ohrgeräusche sollen mit Salzkirsch gelindert werden, indem über Nacht ein in Salzkirsch getränkter Wattebausch hinter das Ohr geklebt wird.

Für eine bessere Heilwirkung können die innere und äussere Anwendung kombiniert werden.

Als ich einmal in Italien bei der Traubenernte mithalf, wurde ein Arbeiter von sieben Wespen gleichzeitig gestochen. Was ich sofort zur Hand hatte, waren Salzkirsch und ein Kugelschreiber. Ich malte um jeden Stich ein Sinuszeichen (S. 107) und tat Salzkirsch auf die Einstichstellen. Ich wies ihn an, den Sinus nach der Dusche zu erneuern und immer wieder Salzkirsch draufzugeben. Am folgenden Morgen schenkte er mir eine feine Nusstorte, er war happy, und seine Stiche kaum noch geschwollen.

Wer mehr über Salzkirsch wissen will, dem empfehle ich das Büchlein «Die Selbstheilung» von Josef Schmid. Auf einhundert Seiten beschreibt er den vielseitigen und häufig erfolgreichen Einsatz von Salzkirsch.

# Gesundes Sauerkraut

Pfarrer Kneipp hat die Sauerkrautsäure als besten Förderer der Verdauungsorgane bezeichnet. Sauerkraut enthält viel Vitamin B und C. Vollends begeistern konnte das Kraut, als die damit ausgerüsteten Seefahrer während ihrer monatelangen Reisen plötzlich nicht mehr an Skorbut starben, sondern dank Sauerkraut und seinem Vitamin-C-Gehalt gesund heimkehrten. Sauerkraut ist für uns ein optimaler **Vitamin-C-Spender** in den Wintermonaten. Täglich einige Gabeln Sauerkraut, als Salat genossen, stärken Ihr Immunsystem. **Vitamin B12** kommt mehrheitlich nur in tierischen Produkten vor, durch die Milchsäurevergärung jedoch auch in kleinen Mengen im Sauerkraut.

Sauerkraut reguliert eine gestörte Darmflora und ist bei infektiösen **Magen- und Darmerkankungen** angezeigt. Es beruhigt die Magensäure und reduziert Sodbrennen. Ferner regt es die Darmbewegung an und eignet sich als mildes Abführmittel. Auch für die Schönheit ist es nützlich: Gegen fettige, glänzende Haut hilft eine regelmässige Sauerkrautgesichtsmaske.

Wer Sauerkraut wegen seiner Heilkraft und des Vitamins einnehmen will, muss das **rohe Sauerkraut** nehmen (im Handel gibt es rohes und gekochtes Sauerkraut) und dieses kalt oder nur leicht erwärmt essen. Rohes Sauerkraut, das nicht gekocht wird, sollte auch nicht blähen. Wer den sauren Geschmack nicht mag, gibt wenig Rahm dazu.

# Immer wieder Scheidenpilz

Etwa drei Viertel aller Frauen erleben mindestens einmal im Leben einen Scheidenpilz. Ein medikamentös behandelter Scheidenpilz kommt gerne wieder zurück. Die Naturheilkunde kennt viele Mittel gegen den Pilz. Machen Sie beim ersten Jucken eine **Spülung mit Salzwasser,** am besten mit einer Vaginaldusche, die in der Apotheke erhältlich ist. Wiederholen Sie diese Spülung während einer Woche täglich. **Naturjoghurt,** lokal aufgetragen oder mit einem Tampon eingeführt, lindert den Juckreiz und stärkt die Scheidenflora. Machen Sie **Sitzbäder oder Intimwaschungen** mit warmem Wasser, dem Sie eines der folgenden Mittel zugeben: drei Esslöffel Apfelessig, etwa fünf Tropfen Teebaumöl, eine Tasse Molke, Schafgarbe oder Eichenrinde. Bei Vaginalpilzen hilft auch eine in Gaze eingewickelte **Knoblauchzehe** in die Scheide eingeführt.

Ein in Olivenöl getunkter Tampon **schützt vor einer Infektion im Chlorwasser.** Schwimmen im See oder Meer braucht keinen Schutz.

Der Scheidenpilz kann nach einer Antibiotikaeinnahme entstehen, welche die Vaginalflora aus dem Gleichgewicht bringt. Nehmen Sie gleichzeitig mit den Antibiotika auch ein Probiotika (Apotheke/Drogerie) ein, es schützt den Darm.

Hirse ist ein Heilmittel bei allen Pilzen. Essen Sie mindestens einmal täglich ein **Hirsegericht.** Zucker, Weissmehl, Hefe und Alkohol nähren den Pilz, sollten also gemieden werden.

Tragen Sie ausschliesslich Unterwäsche aus Baumwolle, und waschen Sie diese bei 60 Grad. Verwenden Sie Binden statt Tampons.

# Schlafprobleme

Seelische Anspannung, ein voller Magen, Erschöpfungskrankheiten, Licht, Lärm, elektromagnetische Strahlen, Wasseradern, belastende Baumaterialien sind mögliche Ursachen für Schlafprobleme. Es gibt zahlreiche Möglichkeiten, was Sie selbst bei Schlaflosigkeit unternehmen können. Entscheidend ist nicht nur die Schlafdauer, sondern auch die Tiefe des Schlafes. Diese ist am grössten, wenn Sie nach Ihrer inneren Uhr schlafen können. Schlaftabletten machen zwar schläfrig, doch die Qualität des Schlafes verbessern sie nicht. Die Schlafqualität ist dann gut, wenn Sie sich am Morgen ausgeschlafen fühlen. Voraussetzung für einen gesunden Schlaf ist die **Entspannung.** Der Schlaf selbst gilt nicht als Entspannung, sondern als körperliche und geistige Erholung. Meditation, Yoga oder autogenes Training, jeden Abend vor dem Schlafengehen während zirka zwanzig Minuten praktiziert, wird Ihre Schlafqualität langfristig verbessern. Verzichten Sie in der letzten Stunde vor dem Schlafengehen auf Fernsehen und Internet, sie regen unseren Geist eher an statt ab. Um das Einschlafen zu fördern, lenken Sie Ihren Geist ab. Versuchen Sie es mit Rückwärtszählen von hundert bis null.

Auch wenn Sie nur noch mit stark wirkenden Schlaftabletten schlafen können, versuchen Sie eine Kur mit **Baldriantee** über mehrere Wochen. Nehmen Sie den Tee regelmässig und konsequent ein. Weitere schlaffördernde Pflanzen sind Hopfen, Hafer, Zitronenmelisse oder die Passionsblume. **Baumnüsse** enthalten viel Melatonin, das ist unser Schlafhormon. Neurologen raten, drei Stunden vor dem Schlafen eine Handvoll Baumnüsse zu essen.

Die Farbe **Türkis** hilft gegen Schlafstörungen. Tragen Sie ein türkisfarbenes Shirt, oder bringen Sie mit Bettwäsche, Vorhängen oder einem Bild Türkis in Ihr Schlafzimmer. Gemäss Feng-Shui können **Spiegel** den Schlaf stören. Entfernen Sie die Spiegel aus Ihrem Schlafzimmer, oder decken Sie sie nachts mit einem Tuch ab. Wer Edelsteine zu Hilfe nehmen möchte, lege einen **Rosenquarz** neben sein Bett, er schützt vor Strahlen. Entladen Sie den Rosenquarz mindestens zweimal wöchentlich, indem Sie ihn unter fliessendem Wasser waschen und dann in die Sonne legen.

Reduzieren Sie auch **Elektrosmog,** das heisst keine elektrischen Geräte im Schlafzimmer und nachts WLAN ausschalten.

# Wenn das Baby nicht schläft

Wenn das Baby schreit statt schläft, leiden auch die Eltern. Es kann schreien, weil es Hunger oder Verdauungsbeschwerden hat, seine Eltern vermisst, weil es sich in der Dunkelheit nicht wohlfühlt oder die nasse Windel stört. Sind diese Punkte gelöst, können folgende Massnahmen helfen: **Lavendel** entspannt, beruhigt und lindert Hitze, deshalb kann ein kleines Lavendelkissen beim Einschlafen helfen. Hat das Kind zu viel Hitze im Kopf und kalte Füsse, reiben Sie seine Füsse mit einer weichen Bürste oder einem Handtuch warm. Das regt die Durchblutung an, und das Kind wird müde. Eine sanfte **Fussmassage** wirkt beruhigend, und die Kinder mögen sie meistens sehr. Kurze **Bäder** mit Orangenblüten, Fenchel oder Lindenblüten vor dem Schlafengehen wirken beruhigend.

Schreit das Kind wegen der ungenügenden (Milch-)Verdauung, **massieren** die Eltern während fünf Minuten sanft den Babybauch im Uhrzeigersinn. Massieren Sie ohne Druck, es ist mehr ein Streicheln, das Verdauungsblockaden lösen kann.

Das Kind soll immer zur gleichen Zeit ins Bett gehen, Pyjama und Bettwäsche sollen aus natürlichen Materialien sein. Babys sind feinfühlig und reagieren häufig auf negative Strahleneinwirkungen. Stellen Sie eventuell das Bettchen um. Elektrische Geräte gehören nicht ins Schlafzimmer, und schalten Sie WLAN nur ein, wenn Sie es brauchen.

# Tipps gegen Schnarchen

Können Hausmittel gegen Schnarchen funktionieren? Hier geht es weniger um Hausmittel als vielmehr darum, etwas zu reduzieren. Generell ist eine Blockade der Atemwege Ursache des Schnarchens. Diese Blockade kann durch Schleimbildung im Nasen-Rachen-Raum verursacht sein sowie durch eine Schwellung und Lähmung des Gaumensegels. Wenn dadurch sekundenlange Atemaussetzer entstehen, sind Ihre Schlafqualität und der Erholungswert beeinträchtigt.

**Alkohol, Schlafmittel oder Psychopharmaka** können die Kiefermuskulatur erschlaffen lassen. Die Schleimbildung entsteht unter anderem durch zu viele Proteine, Milch, Brot, Pasta, Bindemittel, Emulgatoren und Rauchen. Reduzieren Sie diese Lebens- und Genussmittel, **essen Sie abends grundsätzlich wenig.**

Trinken Sie abends einen **Kurkumatee** (Rezept S. 70). Dieser Tee macht die Atemwege durchgängig. Lüften Sie vor dem Schlaf das Zimmer, meiden Sie Staub im Schlafzimmer (besonders für Allergiker), stellen Sie das Kopfteil zum Schlafen etwas höher, und schlafen Sie in Bauch- oder Seitenlage. Eine Schale Wasser mit wenig Eukalyptusöl neben dem Bett kann das Schnarchen ebenfalls lindern.

Manchen hilft ein **Nasenpflaster** (Drogerie/Apotheke), es soll die Nasenatmung verbessern.

# Natürliche Schönheitspflege

Mit einer **Öleinreibung aus erwärmtem Sesamöl** als Ganzkörpermassage fördern Sie die Hautelastizität, die Durchblutung von Körper und Haut und wirken dadurch positiv auf das Bindegewebe ein. Auch das **Dampfbad** hat eine therapeutische Wirkung. Wasserdampf im Raum bringt die Haut zum Atmen und Schwitzen und damit zur Selbstreinigung. Haben Sie **trockene oder faltige Haut,** dann machen Sie mal eine **Olivenöl-Packung.** Geben Sie etwas Olivenöl auf die feuchte Haut an Gesicht und Dekolleté. Das Öl dringt besser ein, wenn die Haut feucht ist. Lassen Sie das Öl zwanzig Minuten einwirken, und tupfen Sie es dann vorsichtig mit einem weichen Tuch ab. Vorbeugend gegen **Gesichtsfalten** wirken auch Kompressen, die Sie abwechselnd kalt und warm aufs Gesicht legen. Sie regen die Durchblutung an und straffen die Haut. Ist die Haut **sehr trocken und rissig,** zum Beispiel am Ellbogen, reiben Sie dort regelmässig Erdnussbutter ein. Die Haut wird geschmeidiger und besser durchblutet. **Pickel** betupfen Sie mehrmals täglich mit frisch gepresstem Zitronensaft. Dies ist ein rasch wirksames Mittel gegen unreine Haut.

Reiben Sie sich nach dem Duschen Ihre noch nasse Haut mit etwas Kokosöl ein. Dies ist einerseits eine natürliche, wohlriechende **Bodylotion,** die Ihre Haut geschmeidig macht. Andrerseits ist es ein **Schutz gegen Zecken,** denn Kokosöl enthält Laurinsäure, die Zecken nicht mögen.

Herkömmliche Lippenpomaden und Handcrèmes können die Haut noch mehr austrocknen. Probieren Sie stattdessen folgende Hausmittel: Auf **trockene Lippen** geben Sie etwas Honig oder Butter und lassen es einige Minuten einwirken. Gegen **raue Hände** hilft ein Wasser-Honig-Bad. Geben Sie einen Esslöffel Honig in einen Liter warmes Wasser, und waschen Sie darin Ihre Hände. Wenn Sie erdige Hände vom Gärtnern haben, waschen Sie sie mit einem Essig aus der Küche. Erde und Rauheit werden dadurch beseitigt.

Wenn die **Haare** nach dem Sommer an Glanz verloren haben und trocken sind, hilft eine selbst gemachte Haarpackung. Massieren Sie Oliven-, Jojoba- oder Kokosöl in das feuchte Haar Wickeln Sie ein Tuch um die Haarpackung, und lassen Sie es mindestens eine halbe Stunde oder über Nacht einwirken. Anschliessend waschen Sie die Haare gründlich aus. Sind nur die Haarspitzen trocken, kneten Sie nach dem Haarewaschen einige Tropfen des Öls in die Haarspitzen. Für mehr Glanz im Haar geben Sie der Haarwäsche oder dem letzten Spülwasser etwas Essig zu.

Olivenöl, Mandelöl oder Rizinusöl sind eine gute Pflege für Ihre **Finger- oder Fussnägel.** Besonders bei brüchigen Nägeln empfiehlt es sich, regelmässig Öl auf die Nägel zu reiben und über Nacht einwirken zu lassen. Das Öl kann auch beim **eingewachsenen Nagel** helfen. Geben Sie ein in Öl getränktes Tüchlein über Nacht auf den Nagel, am anderen Morgen lässt sich der Nagel schneiden. Gegen glanzlose und vom Nikotin vergilbte Fingernägel hilft Zitronensaft. Tauchen Sie Ihre Nägel täglich in frisch gepressten Zitronensaft.

Und hier noch ein paar **Gesichtsmaskenrezepte:** Die Avocadomaske spendet Feuchtigkeit und eignet sich deshalb gut für die trockene Jahreszeit: Pürieren Sie eine halbe Avocado, geben Sie etwas Zitronensaft, einen Teelöffel Honig und einen Esslöffel Quark dazu. Mischen Sie die Masse und tragen Sie sie auf das gereinigte Gesicht und Dekolleté auf. 20 bis 30 Minuten einwirken lassen, mit warmem Wasser abwaschen, und Ihre Haut ist schön zart. Die Avocado kann durch Eigelb ersetzt werden, diese Maske nährt die Haut und beugt Fältchen vor. Gegen fettige, glänzende Haut hilft eine regelmässige Sauerkrautgesichtsmaske.

# Lästige Schuppen

Die Kopfschuppen entstehen curch einen krankhaften Zustand der Kopfhaut und sind oft sehr hartnäckig. Verwenden Sie ein Naturshampoo frei
von chemischen Inhaltsstoffen.

Folgende Mischung soll nicht nur die Schuppen bekämpfen, sondern gleichzeitig den **Haarwuchs fördern:** Mischen Sie Franzbranntwein und
gehackte Zwiebeln zu gleichen Teilen, und reiben Sie damit die Kopfhaut
einmal wöchentlich ein. Ist die Schuppenbildung nicht so stark, genügen
Einreibungen mit Eigelb. Verquirlen Sie einige Eigelbe, und massieren Sie
damit während fünf Minuten die Kopfhaut. Lassen Sie die Masse eine
Stunde einwirken, danach Haare waschen und etwas Öl in die Kopfhaut
einmassieren. Machen Sie dies ein- bis zweimal wöchentlich. Wenn Sie den
Eigelben etwas frischen Zitronensaft beigeben, verleiht dies Ihrem Haar
einen **schönen Glanz.**

Hilfreich ist auch eine **Salzwasserkur.** Geben Sie einige Esslöffel Salz in
ein Litermass, mit angenehm warmem Wasser auffüllen, in die Kopfhaut
einmassieren und eine halbe Stunde einwirken lassen. Anschliessend die
Haare waschen und die Prozedur alle zwei bis drei Tage wiederholen.

# Schwangerschaftsübelkeit

Schwangere Frauen leiden im ersten Trimester der Schwangerschaft häufig unter Übelkeit und Erbrechen. Mit einigen Tipps können Sie die Beschwerden oft nicht ganz verhindern, aber wenigstens lindern. Eine hauptsächliche Massnahme ist, dass Sie morgens **vor dem Aufstehen eine Kleinigkeit essen,** zum Beispiel eine Reiswaffel, und einen warmen Tee trinken. Legen Sie diesen Snack schon am Abend an Ihr Bett. Essen Sie **mehrere kleine, leicht verdauliche Mahlzeiten** über den Tag verteilt und abends nur eine leichte, gekochte Mahlzeit. Kommt zur Übelkeit ein verminderter Appetit, empfehle ich morgens einen **Ingwertee** (S. 58).

Nicht so schmackhaft, aber ebenfalls hilfreich ist ein Glas warmes Wasser, dem Sie einen Esslöffel **Apfelessig** und einen Teelöffel Honig beigeben. Gut umrühren und schluckweise trinken, auf nüchternen Magen oder nach dem Frühstück.

Meiden Sie eiskalte Getränke und kalte Speisen direkt aus dem Kühlschrank, fettige und stark gewürzte Speisen, und reduzieren Sie glutenhaltige Lebensmittel (Weizen und Dinkel enthalten viel Gluten).

Ebenfalls empfehlenswert sind **Spaziergänge** an der frischen Luft und **Ruhepausen** nach den Mahlzeiten.

Ausserdem soll der Heilstein **Achat** helfen, wenn man ihn nahe der Gebärmutter trägt.

Der **Akupressurpunkt Neiguan** (S. 111) hilft gegen Übelkeit. Kleben Sie eine Scheibe frischen Ingwer auf den Punkt an beiden Handgelenken.

# Sonnenbrand

«Die Sonne ist die kräftigste Arznei aus unseres Herrgotts Hausapotheke», sagt ein altes Sprichwort. Heute weiss man aber auch, dass die Haut keinen erlittenen Sonnenbrand je vergisst. Sonnenbrände, vor allem auch bei Kindern, erhöhen das spätere Hautkrebsrisiko. Schützen Sie sich gut mit Kleidern und Sonnenschutzmittel.

Ein starker Sonnenbrand gehört in ärztliche Behandlung. Bei harmloseren Sonnenbränden gibt es viele Hausmittel, die die Haut wieder **kühlen:**

- **feuchte Umschläge,** sich nach der Dusche nicht abtrocknen, sondern das Wasser auf dem Körper verdunsten lassen
- frische **Kartoffel-, Gurken- oder Tomatenscheiben** auflegen
- **Quark** mit Wasser verdünnen und auftragen, vor dem Antrocknen wieder abwaschen, Joghurt oder Buttermilch
- steif geschlagenes **Eiweiss mit Zitronensaft**
- frischer Saft der **Aloe-Vera-Pflanze**
- ein Teil **Obstessig** und zwei Teile Wasser
- in Wasser angerührte **Heilerde**

Ich empfehle, diese Auflagen mehrmals täglich für jeweils etwa 20 Minuten anzuwenden. Beginnen Sie mit der Behandlung so rasch wie möglich. Sind die Sonnenbrandsymptome abgeklungen, können Sie zur Hautregeneration **Johanniskrautöl** einreiben.

**Trinken** Sie viel Wasser – mit etwas Zitronensaft, er lindert Hitze –, denn durch den Sonnenbrand hat Ihr Körper Flüssigkeit verloren.

# Sonnenstich und Hitzschlag

Eine zu lange direkte Sonnenbestrahlung auf Kopf und Nacken kann einen Hitzeschaden auslösen. Der Sonnenstich zeigt sich durch einen heissen Kopf, Schwindel, Übelkeit, eventuell Erbrechen. Kommt nach einigen Stunden hohes Fieber dazu, kann es sich um einen gefährlichen Hitzschlag handeln, der sofort in ärztliche Behandlung gehört.

Hitzeschäden kann durch **genügend Wasser trinken** und das Tragen einer hellen **Kopf- und Nackenbedeckung** vorgebeugt werden, zusätzlichen Schutz bietet ein regelmässig angefeuchtetes Kohlblatt oder Taschentuch unter dem Hut. Ist jemand von der Hitze geschädigt, muss der Patient sofort in den **Schatten.** Betroffene Personen brauchen jetzt **viel Flüssigkeit,** das können Wasser, Tee oder ein isotonisches Getränk sein. Keinesfalls Alkohol. Ein isotonisches Getränk können Sie rasch selbst herstellen, dem Liter Wasser geben Sie 4 Esslöffel Zucker und eine Messerspitze Salz zu, wenn vorhanden noch zwei Deziliter Orangensaft. Mag der Patient nicht trinken, soll er wenigstens alle zehn Minuten einen Schluck Wasser nehmen.

Ein rasch wirksames Mittel ist ein **Fussbad** in lauwarmem Wasser. Von aussen Kühlen ist auch mit einem **Nackenumschlag mit Joghurt oder Quark** möglich.

In China trinkt man frisch entsafteten **Wassermelonen-Tomaten-Saft,** beide Früchte wirken sehr kühlend und vertreiben innere Hitze.

Bei einem Notfall drücken Sie den **Akupressurpunkt Renzhong** (S. III) so lange, bis sich der Zustand des Patienten bessert.

# Teebaumöl in der Hausapotheke

Teebaumöl ist ein kleiner Alleskönner, der entzündungshemmend, antiseptisch, fungizid, kühlend und wundheilend wirkt.

Bei **Akne** und **Fieberblasen an den Lippen:** Tragen Sie Teebaumöl mit einem Wattestäbchen mehrmals täglich pur auf.

Bei **schuppiger und juckender Kopfhaut:** Geben Sie fünf Tropfen ins Shampoo, und waschen Sie damit die Haare, lassen Sie das Shampoo einige Minuten einwirken. Die australischen Ureinwohner therapieren **Läusebefall** mit Teebaumöl.

Bei **Halsschmerzen und -entzündungen:** Gurgeln Sie mehrmals täglich mit warmem Wasser, dem Sie fünf Tropfen Teebaumöl beigeben.

Bei **Ohrenschmerzen:** Geben Sie zwei Tropfen Teebaumöl auf einen Wattebausch, und führen ihn vorsichtig in den Gehörgang.

Zehn Tropfen Teebaumöl im Badewasser helfen bei **unreiner Haut** und/oder **Abgespanntheit.**

Wenige Tropfen Teebaumöl auf der Zahnbürste oder in der Zahnpasta vermindern die **Keime in der Mundhöhle,** erfrischen den Atem und mindern bei regelmässiger Anwendung den Zahnbelag.

Teebaumöl wirkt auf viele Pilze abtötend, zum Beispiel **Nagelpilz.** Er kann auch **Schimmelpilz** hemmen. Geben Sie dafür etwa zwanzig Tropfen in das Wischwasser von gefährdeten Räumen.

Teebaumöl gilt als **leicht verderblich.** Lagern Sie Teebaumöl nicht zu lange und geschützt vor Wärme und Licht.

# Ein Tennisball gegen Verspannungen

Sie können Ihre Muskelverspannungen selbst lösen. Dazu brauchen Sie zwei Tennisbälle (eventuell in eine Socke gesteckt) oder zwei Igelbälle.

Bei **Nackenverspannungen** legen Sie sich auf den Boden, lagern Ihre Beine im 90-Grad-Winkel auf einen Stuhl und positionieren die beiden Tennisbälle links und rechts der Wirbelsäule, direkt unter der Schädelkante. Der Druck der Bälle soll spürbar, aber noch angenehm sein. Bleiben Sie für etwa zehn Minuten in dieser Position liegen, und versuchen Sie dabei bewusst, alle Muskeln zu entspannen.

Sind die **Verspannungen am Rücken,** verfahren Sie gleich. Legen Sie sich mit der verspannten Stelle an Rücken oder Kreuz auf den Ball, und entspannen Sie sich rundherum. Die Beine können auf dem Stuhl liegen oder am Boden ausgestreckt sein, versuchen Sie, was sich besser anfühlt. Sie können auch leichte Kreisbewegungen über dem Ball machen oder etwas Druck auf den Ball geben, das fördert zusätzlich die Durchblutung.

Auch bei **Ischias** kann der Tennisball helfen. Dafür legen Sie den Ball unters Gesäss und lassen den angenehmen Druck – hier ohne Bewegungen – etwa zehn Minuten zu.

Verspannte Muskeln müssen besser durchblutet werden. **Bewegung** ist die beste Therapie. **Dampfkompressen** (S. 26) und andere Wärmeanwendungen fördern die Durchblutung zusätzlich.

# Tinnitus (Ohrensausen)

Tinnitus ist das Rauschen, Pfeifen oder Läuten im Ohr, das die Lebensqualität des Betroffenen stark einschränken kann. Ursachen gibt es verschiedene, muskuläre Fehlhaltung, eine hohe Lärmbelastung oder eine Minderdurchblutung des Innenohrs gehören dazu.

Jedes Ohrgeräusch, das nicht nach wenigen Stunden von selbst verschwindet, soll so bald wie möglich beim Arzt abgeklärt werden.

Die schul- oder alternativmedizinische Behandlung ist leider nicht immer erfolgreich, deshalb hier einige Vorschläge aus meinem Hausmittelschatz: Gegen Ohrensausen hat sich der **Dampf von siedendem Essig,** welchen man in die Ohren einströmen lässt (nur den Dampf!), gut bewährt; jedoch soll man vorsichtig sein, damit keine Verbrühungen entstehen. Man nehme täglich ein **wärmeansteigendes Fussbad** mit Asche und zwei Löffeln Essig. Man gebe drei bis vier Tropfen **Arnikatinktur** in das Ohr und verschliesse es mit Baumwolle. Man träufle etwas frischen **Rettichsaft** in das Ohr. Man fülle ein Kissen mit frischem oder getrocknetem **Farn** und schlafe darauf. Man presse den **Saft einer Zwiebel** aus, tränke damit ein kleines Stofftuch und lege es ins Ohr. Man röste **Hirse,** gebe diese mit der gleichen Menge Salz in ein Säcklein und lege es aufs Ohr. Man **kaue viel und lange,** dies fördert die Durchblutung des Innenohrs. Nehmen Sie auch ein **Ginkgopräparat** ein, Ginkgo fördert die Kopf- und Ohrdurchblutung.

Da ein Tinnitus auch wegen verspannter Kau- oder Wirbelsäulenmuskulatur entstehen kann, empfehle ich oft den Besuch bei einem guten Manualtherapeuten.

Wer Tinnitus mit Akupunktur behandeln möchte, hat eine etwa 50-prozentige Chance zur Linderung. Eine Prognose ist schwierig zu machen. Es kann sein, dass ein Tinnitus, der schon Jahre besteht, weggeht, und ein Tinnitus, der erst seit kurzer Zeit da ist, keine Veränderung bringt.

# Frisch dank Trockenbürsten

Trockenbürsten ist ein altes Hausmittel zur **Anregung des Kreislaufes** und der **Hautdurchblutung.** Es hilft Personen mit einem tiefen **Blutdruck** oder häufig **kalten Händen und Füssen.** Auch wer Bluthochdruck hat, darf die Trockenbürste ohne Bedenken anwenden. Diese Form der Massage ist einfach und preisgünstig. Sie benötigen eine Bürste mit festen, aber nicht zu harten Naturfasern.

Beginnen Sie an der herzentferntesten Stelle des Körpers, also am rechten Fuss. Führen Sie die Bürste von der Fusssohle über das Bein bis hin zum Gesäss. Machen Sie kräftige Streichungen in Herzrichtung. Danach folgen das linke Bein, Hände und Arme. Den Bauch bürsten Sie kreisförmig im Uhrzeigersinn, das regt zusätzlich die **Verdauung** an. Mit einer langstieligen Bürste erreichen Sie auch den Rücken. Durch das Bürsten werden die abgestorbenen oberen Zellschichten der Haut entfernt, die Haut wird zart und glatt und besser durchblutet. Weil die Trockenbürstenmassage **anregend** wirkt, soll sie nicht abends gemacht werden. Ich empfehle, die Massage morgens während fünf bis zehn Minuten zu machen.

Über Venenentzündungen und Krampfadern, offenen Wunden, Ausschlägen oder Entzündungen ist das Trockenbürsten nicht erlaubt.

# Urseli und Gritli

Wir nennen es auch «Urseli» oder «Gritli», das Gerstenkorn am Augenlid. Es ist eine an und für sich harmlose infektiöse Entzündung am Lidrand, aber oft störend und schmerzhaft. Reiben und drücken Sie nicht auf dem Gerstenkorn rum, sonst kann sich die Entzündung ausbreiten. Kochen Sie einen **Tee aus Fenchel, Kamille, Augentrost oder Schwarztee** (kein Earl Grey, dieser ist mit Bergamotte aromatisiert). Lassen Sie den Tee zugedeckt einige Minuten ziehen, danach abkühlen, eine sterile Gaze darin tränken und die Gaze auf das Gerstenkorn legen oder das Gerstenkorn immer wieder damit abtupfen. Auch **Apfelessig** hilft, diesen tupfen Sie ebenfalls wiederholt auf das Gerstenkorn, aber vorsichtig, damit kein Essig ins Auge kommt. Manchmal nützt das **Zupfen einer Wimper,** um das Gerstenkorn zu öffnen.

Auch diese alte Methode kann helfen: **Einen roten Faden** neunmal um den Ringfinger wickeln und dre bis vier Tage belassen.

In China verwendet man für leichte Augenreizungen den **Chrysanthementee,** äusserlich auf dem Auge und auch eingenommen. Er ist der sogenannte «Strahlende-Augen-Tee» und lindert Hitze vor allem im Auge. Er ist in Chinaläden oder Teefachgeschäften erhältlich. Operieren Sie am Lid nicht selbst rum, keimfreie Bedingungen sind wichtig, damit keine langwierige Entzündung entsteht.

# Verbrennungen und Verbrühungen

Bei jeder Verbrennung oder Verbrühung lautet die Sofortmassnahme: **kühlen, kühlen, kühlen!** Die betroffene Körperstelle wird sofort in Wasser eingetaucht oder mit Wasser abgespritzt, **mindestens 15 bis 20 Minuten** lang. Das Wasser soll **25 bis 30 Grad** warm sein, damit keine Unterkühlung entsteht, was den Heilungsverlauf wiederum verlangsamen würde. Ist die Verbrennung grösser als die Handfläche des Patienten (beim Kind grösser als ein Fünfliber), über Gelenken oder im Gesicht, gehen Sie zum Arzt.

Nach der Sofortmassnahme **fördern folgende Mittel die Wundheilung:** ein paar Tropfen Teebaumöl, Lavendelöl, Johanniskrautöl, rohes Eiweiss, Honig, der frische Saft eines Aloe-vera-Blattes, des Huflattichs, der Zwiebel oder der Kartoffel.

In der Farbtherapie hilft **Blau.** Nach der kühlenden Sofortmassnahme gibt man ein blaues Stück Stoff auf die Wunde und eine Wärmequelle darüber, eine Infrarotlampe oder Nachttischlampe. Diese Massnahme hilft auch bei Brandblasen.

Zur Sofortmassnahme gibt es noch andere Meinungen: In der Homöopathie – Ähnliches werde durch Ähnliches geheilt – benutzt man nicht kaltes, sondern **warmes Wasser.** Die chinesische Medizin nimmt Sojasauce statt Wasser, denn **Sojasauce** stoppt die Verbrennung. Und eine Schwyzerin hat mir erzählt, dass sie mit **Kirsch** statt Wasser kühle, was besser für die Wundheilung sei. Ich selbst greife nach Möglichkeit immer zu **Salzkirsch** (S. 88).

# Völlegefühl

Mit den Festtagen kommt die Zeit der grossen Festmenüs. Manche sind dann froh um verdauungsfördernde Massnahmen. **Tees** aus Fenchelsamen, Kümmel, Gewürznelke, Anis, Ingwer, Wermut oder Zimt wärmen die Mitte und fördern die Verdauung. Dafür brauchen Sie nicht extra Tee zu kaufen, nehmen Sie einfach einige dieser Gewürze aus Ihrer Küche, übergiessen Sie sie mit heissem Wasser, einige Minuten zugedeckt ziehen lassen, so heiss wie möglich trinken. Ein **starker Espresso** mit einem Löffel Zucker hilft ebenfalls. **Papaya** lindert Völlegefühle nach eiweissreicher Nahrungsaufnahme.

Beginnen Sie jede Mahlzeit mit einem **warmen Schluck oder Bissen,** der sanft beim Magen anklopft und ihn auf das Essen vorbereitet. **Essen Sie langsam,** und kauen Sie jeden Bissen gründlich. Einerseits enthält der Speichel bereits ein Verdauungsenzym, andrerseits erleichtern Sie Ihrem Magen die Arbeit. **Essen Sie sich nur zu drei Vierteln satt,** so kann sich die Nahrung im Magen noch bewegen.

Die Kugel Glace oder Sorbet, welche in den Restaurants gerne zwischen den Gängen einer Festmahlzeit serviert wird, fördert die Verdauung nicht. Im Gegenteil, Kälte blockiert die Verdauung. Aber durch die Kälte spürt man die Magennerven weniger, und man kann besser weiteressen.

In der chinesischen Kräuterheilkunde verwendet man **getrocknete Mandarinenschalen** als Verdauungshelfer. Geben Sie einen Esslöffel davon in einen halben Liter Wasser, köcheln Sie diesen Tee 20 Minuten, und trinken Sie ihn ohne Zucker. Verwenden Sie dafür biologische, nicht gespritzte Mandarinen.

# Was gegen Warzen hilft

Pauline Felder schreibt in ihrem Buch «Gesundheitsbrevier» zum Thema Warzen: «**Geistheilung** ist das Beste.» Wer anderes ausprobieren möchte, findet viele Hausmittel, die helfen können. Warzen und Hühneraugen verschwinden, wenn man sie dreimal täglich mit unverdünntem **Teebaumöl** oder **Lavendelöl** betupft. Bekannt ist auch das **Schöllkraut,** dessen frischen Saft (Achtung, dieser ist giftig!) man täglich auf die Warze tupfen soll. Ebenfalls hilft eine **aufgeschnittene Knoblauchzehe,** mit der man die Warze einreibt, oder der Saft aus zerquetschten **Hauswurzblättern,** den man dreimal täglich auf die Warzen reibt. **Rizinusöl** ist ein sehr schweres, öliges Öl, das die Haut aufweichen kann. Geben Sie mehrmals täglich etwas Rizinusöl auf Warzen oder Hühneraugen, bis sie verschwinden. Warzen loswerden braucht Geduld; wenden Sie die Hausmittel so lange an, bis die Warzen weg sind.

Was schon viele erfolgreich gegen Warzen angewendet haben, ist das **Sinuszeichen** (siehe Bild) nach Erich Körbler, auch «Neue Homöopathie» genannt. Man zeichnet mit Kugelschreiber oder Filzstift einen Sinus um die Warze, frischt diesen Sinus immer wieder auf, so lange, bis die Warze verschwindet. Manche sagen, es hilft vor allem, wenn man den Sinus immer bei abnehmendem Mond macht.

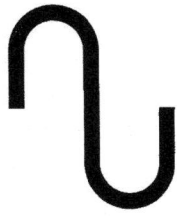

# Wechselduschen

Wechselduschen und -bäder wurden früher schon in Europa und Asien praktiziert, gingen etwas vergessen, und dank Pfarrer Sebastian Kneipp wurden sie wieder bekannt und geschätzt. Duschen Sie zuerst wie gewohnt, sodass Sie sich angenehm warm fühlen. Dann stellen Sie das Wasser kühler (um 20 Grad), es soll nicht eiskalt sein, zumindest nicht für Ungeübte. Beginnen Sie am herzentferntesten Punkt, also am rechten Fuss. Die Reihenfolge ist: rechtes Bein, linkes Bein, rechter Arm, linker Arm, Brust, Bauch, Nacken, Gesicht. Nach dem kalten Guss wieder eine kurze warme Dusche. Wiederholen Sie diesen Ablauf zwei- bis dreimal, beenden Sie immer mit dem kalten Wasser. Diese Wechselduschen wirken allgemein **belebend,** sie regen die **Durchblutung** und den **Stoffwechsel** an, erhöhen den zu **tiefen Blutdruck** und **straffen die Haut.** Bei langfristiger Anwendung wird man unempfindlicher gegenüber Kälte und stärkt sein **Immunsystem.** Wechselduschen unterstützen den **Erholungsprozess nach einem Sporttraining** positiv. Sie sind auch ein hervorragendes Mittel gegen **Morgen- oder Frühjahrsmüdigkeit.**

Menschen, deren Beschwerden (z.B. Rheuma, Rückenschmerz etc.) bei nasskaltem Wetter stärker werden, sollen keine Wechselduschen machen. Das kalte Wasser kann ihre Beschwerden verstärken. Sie können stattdessen eine Trockenbürstenmassage (S. 103) machen, deren Effekt ähnlich ist.

# Wenn Kinder Zähne bekommen

Wenn die Milchzähne das Zahnfleisch durchstossen, kommt es zu Gewebezerreissungen, die Schmerzen, Entzündungen und tagelanges Weinen mit sich bringen können.

Folgendes kannten unsere Grossmütter zur Linderung: Geben Sie dem Kind alle zehn Minuten **einen Teelöffel voll reines Wasser.** Das schreiende Kind wird dann für ein paar Minuten ruhiger. Wird es wieder unruhig, geben Sie ihm erneut Wasser. Bevor die ersten Zähne kommen, **massieren** die Eltern immer wieder sanft die Pilgern des Kindes.

Verzichten Sie auf Beissringe, in Plastik sind chemische Bestandteile wie Weichmacher drin. Geben Sie dem Kind besser eine **Veilchenwurzel,** sie ist im Reformhaus erhältlich. Diese Pflanzenwurzel wird an einer Schnur befestigt, und das Kind kaut darauf. Die Wurzel enthält geschmacklich angenehme ätherische Öle, die schmerzstillend und beruhigend wirken. Als Alternative geht auch der Stein einer Mango. **Mangostein** und Veilchenwurzel können Sie zwischendurch in den Kühlschrank legen, die Kälte nimmt den Schmerz stärker.

Ein Klassiker ist die **Bernsteinkette.** Der Bernstein hat als Heilstein einen grossen Wirkungsgrad. Beim zahnenden Kind wirkt er beruhigend und schmerzlindernd.

# Wärmender Zimt

Die Zimtrinde ist energetisch heiss und **wärmt unser Inneres.** In der chinesischen Kräuterheilkunde wird sie oft den stärkenden und wärmenden Rezepturen beigegeben. Zimt gilt traditionell als **magenstärkend** und ist bei sämtlichen Verdauungsbeschwerden wie **Völlegefühl, Bauchschmerzen, Blähungen, Durchfall oder Übelkeit** angezeigt. Bei **akutem Durchfall** essen Sie einen geriebenen Apfel oder gedämpfte Apfelschnitze mit viel Zimt.

Weiter kann Zimt zu Beginn einer **Erkältung** und bei **Menstruationsschmerzen** lindernd wirken. Hildegard von Bingen bezeichnete den Zimt als Heilmittel, das die üblen Säfte im Körper mindert und die guten mehrt.

Da Zimt eine bewegende Wirkung auf die Gebärmutter hat, sollen Schwangere wenig Zimt einnehmen. Erst ab dem errechneten **Geburtstermin** darf die Frau viel Zimt (plus Ingwer und Gewürznelke) einnehmen, um die Geburt natürlich einzuleiten.

Für therapeutische Zwecke köcheln Sie eine Zimtstange zugedeckt in einem halben Liter Wasser während zirka einer Viertelstunde und trinken diese Abkochung. Im bereits gemahlenen Zimt verflüchtigen sich die ätherischen Öle viel schneller.

# Akupressurpunkte

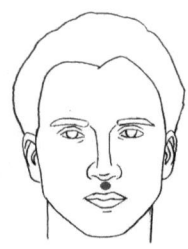

### Renzhong
Hauptpunkt für sämtliche medizinischen Notfälle wie Herznotfall, Bewusstlosigkeit, Hexenschuss, Hitzschlag, Schlaganfall, Epilepsie, Hyperventilieren etc. Im Notfall fest vibrierend drücken, bis sich der Zustand des Patienten bessert.

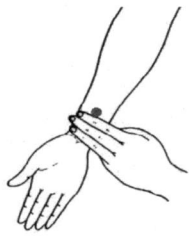

### Neiguan
gegen alle Formen von Übelkeit wie Schwangerschaftsübelkeit, Reiseübelkeit, auf See, während einer Chemotherapie etc. Bei Bedarf während 30–60 Sekunden sanft drücken oder klopfen.

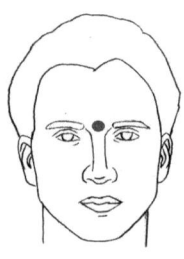

### Yintang
für klares Denken und Konzentration, erfrischt die Augen. Bei Bedarf während 30–60 Sekunden sanft drücken oder klopfen.

# Quellenverzeichnis

Eva Aschenbrenner: Der Wildkräutergang mit Eva Aschenbrenner durch's Jahr

AT Verlag Aarau und München  Natürliche Heilmittel

L. Bassols Rheinfelder und K. J. Becker: Heilen mit Zeichen

Rudolf Breuss: Krebs und andere scheinbar unheilbare Krankheiten mit natürlichen Mitteln heilbar

Susan Drury: Die Geheimnisse des Teebaums

Pauline Felder: Gesundheitsbrevier

Pater Thomas Häberle: Helfen und Heilen

Dr. med. Eberhard L. Hartmann: Das grosse Handbuch der Hausmittel

Ros Hartmann: Helfen mit Ingwer und Salz

S. Hornfeck und N. Ma: Chinesische Hausmittel

Dr. med. Silvio Jenny: Rezepte aus Grossmutters Hausapotheke

Dr. F. König: Ratgeber in gesunden und kranken Tagen

Pfarrer Johann Künzle: Das grosse Kräuterbuch

Pfarrer Johann Künzle: Chrut und Uchrut

Dr. M. Lang: Der vollständige Hausdoktor, bewährte Hausmittel

C. Patzen: Der Hausfreund, 250 Hausmittel-Rezepte

Josef Schmid: Die Selbstheilung

Maria Treben: Gesundheit aus der Apotheke Gottes

Dr. Alfred Vogel: Der kleine Doktor

Bruno Vonarburg: Heilen mit Frischpflanzentropfen

G. Zeller und H. Schneeberger: Gesundheits-ABC

Dr. Jörg Zittlau: Die kleine Hausapotheke

# Index

Abszess................................................................................**10**, 64

Akne..................................................**11**, 44, 51, 100

Akupressurpunkt Neiguan ...............................35, 97, **111**

Akupressurpunkt Renzhong........................57, 60, 99, **111**

Akupressurpunkt Yintang...............................65, **111**

Anspannung......................................**13**, 43, 86, 91

Aphthen .........................................................**14**, 51, 54

Arteriosklerose......................................... 16, 48, 69

Augen..........................**15**, 17, 34, 44, 52, 54, 65, 104

Baumnuss................................................**16**, 35, 91

Beine, offene ...............................................82

Beine, schwere...........................................18

Bettnässen ....................................................19

Blähungen....................**20**, 44, 52, 54, 68, 70, 86, 110

Blasen an den Füssen.................................21

Blasenentzündung..................................**22**, 68

blutbildend............... 16, 17, 25, 27, 28, 44, 48, 51, 67, 68, 70

Bluthochdruck.....................13, 16, **23**, 43, 64, 68

Blutniederdruck........................**24**, 39, 103, 108

Brennnesseln....................**25**, 28, 39, 52, 87

Brombeeren....................................... 17, 28

Cholesterin....................16, 48, 51, 64, 68, 70

Dampfkompresse.................**10**, **26**, 30, 31, 35, 56, 60, 64, 71, 73, 76, 77, 87, 101

Depression.................................................**27**, 43, 67

Durchblutung.................................. 32, 36, 41, 94, 108

Durchfall................. 17, 35, 44, 47, 86, 110

Eisenmangel...............................25, **28**, 51, 67, 69

Entspannung........................................ **13**, 27, 74, 91

Erdbeere............................................................17

Erkältung....................26, **29**, **30**, 44, 64, 68, 79, 110

Erschöpfung....................................27, 31, 66, 67, 91

Essig.......... 11, 20, 31, 32, 33, 35, 39, 42, 50, 54, 59, 72, 76, 80, 85, 90, 94, 97, 102

Essigsocken.................................................. 32, **33**, 37

Farbtherapie....................................27, **43**, 91, 105

Farn...............................................18, **34**, 74, 76, 87, 102

Ferien- und Reisebeschwerden.................................35

Fersensporn....................................................**36**, 88

Fieber...........17, 32, 33, **37**, 47, 54, 71, 99
Fieberblasen..........**38**, 54, 64, 100
Fischgräte..........35
Flugangst..........35
Frühjahrsmüdigkeit..........**39**, 108
Frühstück..........24, 29, 40, 54, 58, 78, 97
Füsse, kalte..........34, **41**, 92, 103
Fusspilz..........**42**, 64
Geburt einleiten..........47, 110
Geister, böse..........34
Gelenk, geschwollen..........85
Gemüse..........28, 39, **44**, 46, 58, 67, 69, 86
Gemüse für Kinder..........**46**, 63
Gerstenkorn..........15, 104
Gerstenwasser..........37, **47**, 71
Geschwüre..........32, 68
Gesundheitsregeln, alte..........12
Gicht..........17, 25, 34, 54, 68, 88
Goji Beeren..........15, 17, 28, 67
Gritli..........104
Haar, glänzendes..........32
Hafer, Haferstroh..........40, 46, **48**, 91
Halsschmerz..........54, 56, 68, 88, 100
Hämatome..........32
Hämorrhoiden..........**49**
Hände, gepflegte..........**50**, 54, 94
Hautpilz..........32
Heidelbeeren..........17, 28, 35
Heilerde..........10, 11, 14, 35, 42, **51**, 71, 72, 85, 98
Heiserkeit..........17, 56
Herzpatienten..........23
Heuschnupfen..........52
Hexenschuss..........34, 60, 111
Himbeeren..........17
Hitzschlag..........99, 111
Holzsplitter..........53
Honig..........10, 11, 14, 30, 32, 35, 38, 39, 40, 48, 50, 52, **54**, 82, 84, 94, 97, 105

Hühnerauge..............................................................................**55**, 64, 107

Husten............................................................................54, **56**, 64, 69

Hyperventilieren..................................................................................57

Immunsystem.................................... 14, 29, 38, 48, 52, 69, 83, 89, 108

Ingwer...............14, 24, 29, 30, 35, 44, 47, **58**, 67, 71, 72, 74, 79, 84, 97, 106, 110

Insektenstich..............................................................................51, **59**

Ischias...........................................................................25, **60**, 61, 64, 101

Johannisbeeren.......................................................................................17

Johanniskraut/-öl............................ 27, 51, 60, 82, 85, 87, 98, 105

Juckreiz.........................................................................42, 49, 51, 59, 90

Kabis / Kohl.......................................... 10, 11, 59, **61**, 72, 74, 85, 99

Kaffee....................................................14, 23, 28, 35, **62**, 64, 72, 74

Keimlinge......................................................................................39, **63**

Keuchhusten.........................................................................................64

Knoblauch.................... 10, 23, 38, 42, 44, 50, **64**, 67, 74, 80, 90, 107

Kokosöl.............................................................................................15, 94

Konzentration.................................................................43, **65**, 68, 111

Kopfschmerz.............................................................. 13, 24, 65, **66**, 88

Kraftsuppe.......................................................................29, 30, 44, **67**

Kräuter, frische............................................................... 20, 39, **68**

Krebs.............................................................................................68, 70, 83

Kurkuma.............................................................................. 66, **70**, 73, 93

Lammfell................................................................................................19

Magenbrennen.........................................................32, 51, **72**, 89

Magen-Darm-Infekt.............................................. 47, 48, 69, **71**, 89

Magengeschwür...............................................................................47, 51

Menstruationsbeschwerden..........................................58, **73**, 110

Migräne...............................................................................................34, **74**

Mistel.....................................................................................................24

Mittagsschlaf........................................................................................75

Muskelkater................................................................... 26, 32, **76**

Myome....................................................................................................77

Nabelpflaster........................................................................................19

Nachtschwitzen..........................................................................68, **78**

Nagelpilz.........................................................................................32, 100

Nasennebenhöhlenentzündung..................................................79

Ödeme..........................................................................................35, 68

Ohrensausen ..................................................................................................102
Ohrenschmalz ................................................................................................81
Ohrenschmerzen ....................................................................................**80**, 100
Ohrinfekt ........................................................................................61, 64, 80
Olivenöl ..............20, 35, 50, 53, 55, 61, 64, 68, 76, 80, 81, 90, 94
Öl ziehen ..................................................................................... 14, **83**
Orangen ...........................................................................................84
Orangensaft ............................................................................ 19, 84, 99
Pickel ...................................................................................... 11, 94
Quetschung ....................................................................................85
Reiseübelkeit ........................................................................**35**, 58, 111
Reizdarm ........................................................................................86
Rheuma ...................................................... 16, 25, 34, 48, 51, 64, 68, **87**
Salzkirsch ...............................................................................**88**, 105
Sauerkraut .......................................................................... 72, **89**, 95
Scheidenpilz ..........................................................................**64, 90**
Schlaf Baby ...................................................................................43, **92**
Schlafprobleme ................................................. 13, 16, 24, 27, 62, 83, **91**
Schnarchen ...........................................................................70, **93**
Schönheitspflege ................................................................ 32, 89, **94**
Schuppen ................................................................................**96**, 100
Schwangerschaftsübelkeit ..................................................... 54, 58, **97**, 111
Schwellungen ............................................................................ 32, 51, 61
Sinusitis ........................................................................................79
Sinuszeichen ...........................................................................10, 22, 107
Sitzbad ..........................................................................................49
Sonnenallergie ................................................................................35
Sonnenbrand ........................................................................35, 51, **98**
Sonnenstich ....................................................................................99
Sprossen .................................................................................. 39, 63
Teebaumöl ........................ 14, 22, 31, 38, 42, 59, 76, 80, 90, **100**, 105, 107
Tennisball .............................................................................. 60, 101
Tinnitus .................................................................................**88**, **102**
Trockenbürsten ...............................................................24, 31, **103**, 108
Übelkeit .............................................................35, 45, 58, 97, 99, 110, 111
Urseli ......................................................................................... 15, **104**
Verbrennung, Verbrühung ....................................................................105

Verdauung.................. 13, 20, 32, 40, 44, 62, 68, 70, 75, 86, 89, 92, 103, 106, 110
Verhärtungen.................................................................................................................32
Verspannung.......................................................................................... 13, 26, **101**
Verstauchung.............................................................................................................85
Verstopfung........................................................................... 16, 35, 45, 49, 54
Völlegefühl .......................................................................... 58, 68, 86, **106**, 110
Warzen.............................................................................................................64, **107**
Wechselduschen......................................................................................18, 74, **108**
Wundheilung.....................................................................................54, 82, 105
Zahn- und Zahnfleischprobleme.....................................................................83, 88
Zimt.............................................................................. 19, 30, 40, 47, 84, 106, **110**
Zitrone..................................... 11, 14, 28, 30, 35, 47, 50, 55, 59, 66, 72, 74, 94, 96, 98
Zysten ...................................................................................................................... 77